Topfit ohne Geräte!

Effektiv zuhause trainieren

Tobias Kuhn

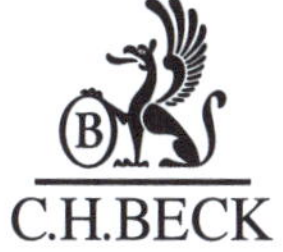

So nutzen Sie dieses Buch

Die folgenden Elemente erleichtern Ihnen die Orientierung im Buch:

Beispiele und Übungen

In diesem Buch finden Sie zahlreiche Beispiele, die die geschilderten Sachverhalte veranschaulichen.

! Die Merkkästen enthalten Empfehlungen und hilfreiche Tipps.

Auf den Punkt gebracht

Am Ende jedes Kapitels finden Sie eine kurze Zusammenfassung des behandelten Themas.

Inhalt

Vorwort

Ob Anfänger, Fortgeschrittener oder ambitionierter Sportler – dieses Buch richtet sich an alle, die ganz ohne teure Geräte Muskeln aufbauen und Fett verbrennen möchten. Sie benötigen keine Maschinen, um Ihren Körper zu formen und gesund zu bleiben. Ich zeige Ihnen, wie Sie durch regelmäßiges Training mit dem eigenen Körpergewicht und Alltagsgegenständen Ihre Bestform erreichen.

Im ersten Kapitel erfahren Sie, warum sich durch Training unsere Leistungsfähigkeit verbessert und von welchen Parametern ein erfolgreiches Training abhängt. Mit diesen Grundkenntnissen werden Sie in der Lage sein, Ihren eigenen, individuellen Trainingsplan zu erstellen. Wenn Sie Ihren Rücken stärken, Ihre Haltung verbessern und Ihre Figur formen möchten, erfahren Sie im Kapitel „Muskelaufbau", mit welcher Trainingsmethode das ganz ohne Fitnessstudio und Maschinen möglich ist. Das Kapitel „Abnehmen" spricht diejenigen an, die durch die Kombination aus bedarfsgerechter Ernährung und regelmäßigem Training einen gesunden und schlanken Körper erreichen und halten möchten.

Im vierten Kapitel finden Sie einen Übungskatalog mit den effektivsten Übungen ohne teure Geräte. Die detaillierte Übungsbeschreibung und die anschaulichen Illustrationen ermöglichen Ihnen, die Übung fehlerfrei auszuführen und so optimale Ergebnisse zu erzielen. Im letzten Teil des Buches zeige ich Ihnen beispielhaft einige Trainingspläne. Trainieren Sie nach diesen Plänen oder stellen Sie sich mit dem erworbenen Wissen nach dem Lesen dieses Buches Ihre eigenen Trainingspläne zusammen.

Meine Empfehlungen zu Ernährung und Training beruhen auf wissenschaftlichen Erkenntnissen und umfangreichen Erfahrungen aus der Praxis.

Viel Spaß und Erfolg mit diesem Buch wünscht Ihnen

Tobias Kuhn

Allgemeine Trainingslehre

Jeder Trainierende sollte Kenntnisse über die Grundsätze der allgemeinen Trainingslehre haben, damit er sich über einen gewissen Zeitraum zielorientiert weiterentwickeln kann.

Die drei wichtigsten Grundsätze sind:

- Anpassungsprozesse durch Training, auch Superkompensation genannt
- Trainingsprinzipien
- Belastungsparameter.

Wer diese Grundsätze verstanden hat und in der Praxis umsetzt, wird seine Trainingsziele erreichen und die Leistungsfähigkeit auch langfristig steigern.

Das Modell der Superkompensation wird dargestellt, um zu veranschaulichen, wie der menschliche Körper auf Belastungen reagiert und wie durch Training die Leistungsfähigkeit gesteigert werden kann.

Die Trainingsprinzipien, die sich aus der Praxis ableiten, geben wichtige Orientierungshilfen, um den Erfolg des Trainingsprogramms zu sichern.

Die Belastungsparameter wie z. B. die Trainingshäufigkeit und die Belastungsintensität sind die zentralen Größen zur Trainingsplanung.

Anpassungsprozesse durch Training – Superkompensation

Der menschliche Körper passt sich Belastungen an. Das gilt für alle Belastungen, im Beruf, im Haushalt und natürlich auch beim Sport. Gerade hier ist es das Ziel, durch regelmäßiges Training die Leistung zu steigern und den Körper zu formen. Mit einem einfachen Modell kann das in der Theorie dargestellt werden. Sportwissenschaftler nennen das Superkompensation. Das ist das Zusammenspiel von Ermüdung, Regeneration und Steigerung der Leistung.

Das Modell der Superkompensation verdeutlicht, wie Anpassungen im Rahmen des sportlichen Trainings ablaufen.

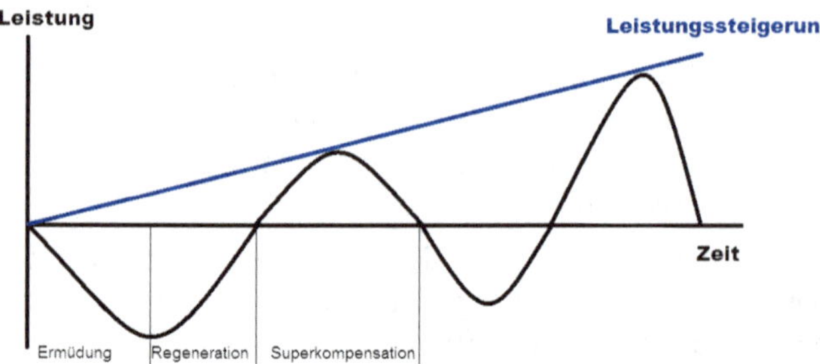

Abb. 1: Modell der Superkompensation

Die Adaption, d. h. Anpassung des Körpers verläuft immer in einer bestimmten Reihenfolge:

1. Durch einen überschwelligen Trainingsreiz wird der Körper in seinem Gleichgewichtszustand (Homöostase) gestört. Das ist der erste Schritt zur Leistungssteigerung. Ist

der Trainingsreiz zu gering, das heißt unterschwellig, wird der Körper nicht in seinem Gleichgewichtszustand gestört und eine Leistungssteigerung ist nicht möglich.

2. Durch das Setzen des überschwelligen Trainingsreizes kommt es zu einer vorübergehenden Abnahme der Leistungsfähigkeit. Das ist die Phase der Ermüdung (siehe auch „Trainingsprinzip der optimalen Relation aus Belastung und Erholung").
3. Durch eine Trainingspause kann sich der Körper wieder bis zum Ausgangsniveau regenerieren.
4. Es folgt die Phase der Superkompensation. Es kommt zu einem Mehrausgleich, das heißt der Körper regeneriert sich nicht nur bis zum ursprünglichen Leistungsniveau, sondern darüber hinaus.

Wird die nächste Trainingsbelastung am Punkt des höchsten Mehrausgleichs gesetzt, bewirkt das eine kontinuierliche Verbesserung der Leistungsfähigkeit.

Das Modell vermittelt grundlegende Konzepte zur Trainingsplanung. Deshalb ist es besonders wichtig, sich damit auseinanderzusetzen.

Es kann allerdings der Eindruck entstehen, dass eine endlose, lineare Verbesserung der Leistung möglich ist. Die Praxis zeigt, dass die Anpassungen mit zunehmender Fitness immer geringer werden.

Leistungssteigerungen sind nicht unendlich möglich. Außerdem muss beachtet werden, dass die Wiederherstellungsprozesse der unterschiedlichen Organe unterschiedlich lange dauern und so die Bestimmung des Punktes der höchsten Superkompensation schwierig ist.

Dennoch ist das Modell der Superkompensation geeignet, Anpassungsprozesse im menschlichen Körper zu erklären. Es verdeutlicht, dass am Anfang einer Leistungsverbesserung der Trainingsreiz bzw. die Belastung steht. Der menschliche Körper passt sich dann dieser Belastung an.

Wie genau der Körper auf einen Belastungsreiz reagiert, hängt vom Trainingsreiz ab. Es ist allgemein bekannt, dass der menschliche Körper z. B. unterschiedlich auf Ausdauer- oder Krafttraining reagiert. Während der Körper auf Krafttrainingsreize beispielsweise mit einer Vergrößerung des Muskelquerschnitts reagiert, führt ein langfristiges Ausdauertraining zu einer Ökonomisierung der Herzarbeit.

Im zweiten Teil dieses Buches geht es speziell um Trainingsreize, die einen Muskelaufbau zur Folge haben. Im dritten Teil werden Trainingsmethoden besprochen, die zu einer Gewichtsreduktion führen.

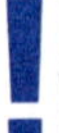

Der menschliche Körper kann sich Belastungen anpassen. Dank dieser Fähigkeit können wir unsere Leistungsfähigkeit durch regelmäßiges Training steigern.

Trainingsprinzipien

Trainingsprinzipien sind Grundsätze aus der Trainingspraxis, die den Erfolg eines Trainingsprogramms sichern sollen. Die fünf wichtigsten Trainingsprinzipien sind:

- Prinzip des trainingswirksamen Reizes
- Prinzip der progressiven Belastungssteigerung

- Prinzip der variierenden Belastung
- Prinzip der optimalen Relation aus Belastung und Erholung
- Prinzip der Dauerhaftigkeit und Kontinuität.

Prinzip des trainingswirksamen Reizes

„Ohne Schweiß kein Preis" heißt es. Dahinter steht tatsächlich eine einfache Wahrheit. Die Voraussetzung für einen Trainingserfolg ist nämlich eine physiologische Störung des Organismus. Der gesetzte Trainingsreiz muss intensiv genug sein, um den Körper gezielt aus dem biologischen Gleichgewicht zu bringen und Anpassungsprozesse im Körper auszulösen. Ein zu geringer Trainingsreiz führt zu keiner Leistungsverbesserung! Ein zu extremer Trainingsreiz kann die Leistungsfähigkeit langfristig sogar negativ beeinflussen. Es ist also entscheidend, das richtige Maß zu wählen. Deshalb werden in den folgenden Kapiteln für die unterschiedlichen Trainingsmethoden entscheidende Belastungsparameter genau festgelegt und nach „Anfänger" und „Fortgeschrittene" unterteilt.

Prinzip der progressiven Belastungssteigerung

Nach einiger Zeit passt sich der Organismus durch eine Leistungsverbesserung den Trainingsreizen an. Dann kann ein unveränderter Trainingsreiz auch keine Anpassungsprozesse mehr bewirken. Deshalb ist es notwendig, nach ca. 4 bis 8 Wochen die Trainingsbelastung zu steigern. Hier sollten die Belastungsparameter, auf die noch näher eingegangen wird, überprüft werden.

Die Trainingshäufigkeit kann erhöht, die Anzahl der Sätze und Wiederholungen der jeweiligen Übung ausgebaut und die Intensität gesteigert werden.

Prinzip der variierenden Belastung

Um während des gesamten Trainingsprozesses immer wieder Anpassungsprozesse auszulösen, sollte die Belastung immer wieder variieren. Die Übungsreihenfolge, die Belastungsdauer oder die Übungsauswahl kann beispielsweise verändert werden. Dadurch werden dem Körper immer wieder neue Trainingsreize gesetzt und er wird sich deshalb immer wieder anpassen und verbessern.

Außerdem wird das gesamte Trainingsprogramm abwechslungsreicher und kurzweilig.

Prinzip der optimalen Relation aus Belastung und Erholung

Für eine kontinuierliche Leistungsverbesserung ist es notwendig, den nächsten Trainingsreiz erst nach der Regeneration und dem Punkt des höchsten Mehrausgleichs zu setzen.

Genau diesen Punkt zu finden, ist nicht einfach. Zur groben Orientierung geht man bei Anfängern von einer Regenerationszeit nach einem Krafttraining von ca. 48 bis 72 Stunden aus. Bei Leistungssportlern von 12 bis 48 Stunden. Es wird deutlich, dass die Spanne sehr groß ist, da die Regeneration von vielen Faktoren abhängt. Daher ist es wichtig, dass der Trainierende auf die Signale seines Körpers hört und gegebenenfalls einen Tag länger als geplant pausiert.

Prinzip der Dauerhaftigkeit und Kontinuität

Zur Steigerung der Fitness ist es unerlässlich, über längere Zeiträume mehrfach Belastungen zu setzen. Leider scheitern gerade im Breiten- und Gesundheitssport viele Sportler an der Einhaltung dieses Prinzips. Gesundheitssportler sollten dauerhaft 2- bis 3-mal pro Woche zwischen 30 und 60 Minuten trainieren. Ein lebenslanges Training ist wünschenswert.

Belastungsparameter

Ohne einen überschwelligen Trainingsreiz werden keine Anpassungsprozesse ausgelöst. Die Beanspruchung ist also die zentrale Orientierungsgröße für die Trainingssteuerung. Deshalb ist es unerlässlich, einige Belastungsparameter in der Trainingsplanung genau zu bestimmen.

Die wesentlichen Belastungsparameter sind:

- Belastungshäufigkeit
- Belastungsumfang
- Belastungsdichte
- Belastungsdauer
- Belastungsintensität.

! Die Festlegung der Belastungsparameter Häufigkeit, Umfang, Dichte, Dauer und Intensität ist ein zentraler Schritt der Trainingsplanung. Diese Parameter bestimmen das Ausmaß des Trainingsreizes und haben damit direkt Einfluss auf den Erfolg des Trainingsprogramms.

Die Trainingsbelastung führt zu einer Beanspruchung der einzelnen Funktionssysteme des Sportlers, z. B. Muskulatur und Herz-Kreislauf-System. Wie der Körper auf diese Beanspruchung reagiert, hängt vom individuellen Leistungszustand und der Belastungsanforderung ab.

Beispiel

- *Person A beginnt gerade erst mit dem Krafttraining.*
- *Person B trainiert bereits regelmäßig seit 2 Jahren. Beide absolvieren folgendes Programm:*

Tab. 1: Beispielhafte Darstellung der Belastungsparameter

Häufigkeit	2-mal pro Woche
Umfang	3 Sätze Seitheben je 12 Wiederholungen
Dichte	2 Minuten Satzpause
Dauer	12 Wiederholungen = 48 Sekunden
Intensität	10 kg (Das entspricht bei Person A 50 % ihrer Maximalkraft, bei Person B 25 % ihrer individuellen Maximalkraft.)

Die Krafttrainingsübung „Seitheben" stellt eine muskuläre Beanspruchung dar. Die objektiv von außen einwirkende Belastung für den Organismus ist bei Person A und bei Person B identisch. Allerdings wird klar, dass die subjektive Beanspruchung beider Personen völlig verschieden ist. Während bei Person A die Beanspruchung hoch genug ist, um Anpassungsprozesse auszulösen, wird sich bei Person B durch dieses Training das Muskel-Skelettsystem nicht verbessern.

Es wird deutlich, dass sich die Belastungsparameter immer am individuellen Leistungszustand orientieren müssen. Der Belastungsintensität kommt hier eine besondere Bedeutung zu.

Auf den Punkt gebracht

Die Trainingsprogramme in diesem Buch beruhen auf dem Modell der Superkompensation, also den Anpassungsprozessen durch das Training, den fünf Trainingsprinzipien und den entscheidenden Belastungsparametern. Diese theoretischen Grundlagen erleichtern das Verständnis der Trainingsprogramme, die zum Muskelaufbau oder zur gewünschten Gewichtsreduktion führen.

Das Modell der Superkompensation veranschaulicht, wie der menschliche Körper auf Belastungen reagiert. Nur durch eine ausreichende Belastung und anschließende Regeneration ist eine Leistungssteigerung möglich.

Die Trainingsprinzipien, die sich aus der Praxis ableiten, geben wichtige Orientierungshilfen, um den Erfolg des Trainingsprogramms zu sichern.

Die Belastungsparameter, wie z. B. die Trainingshäufigkeit und die Belastungsintensität, sind die zentralen Größen zur Trainingsplanung.

Wer in die Trainingsprogramme einsteigt und seine Leistung steigern möchte, kennt nun die Bedeutung der Prinzipien der allgemeinen Trainingslehre.

Muskelaufbau

Die nachfolgende Trainingsmethode dient speziell dem Muskelaufbau. Mit dieser Trainingsmethode können nicht nur Haltungsprobleme korrigiert, Gelenke muskulär stabilisiert und es kann Rückenbeschwerden vorgebeugt werden. Vielmehr lässt sich dadurch gezielt Muskulatur aufbauen, um die Figur zu formen. Ohne teure Geräte! Diese Trainingsmethode beruht auf wissenschaftlichen Erkenntnissen und Erfahrungen aus der Trainingspraxis.

Belastungsdosierung im Krafttraining

Am Anfang jeder Trainingsplanung müssen die Belastungsparameter Häufigkeit, Umfang, Dichte, Dauer und Intensität festgelegt werden. Die nachfolgenden Empfehlungen zu diesen Parametern sind speziell auf das Trainingsziel Muskelaufbau ausgelegt.

Belastungshäufigkeit

Die Belastungshäufigkeit gibt die Anzahl an Trainingseinheiten innerhalb einer Woche an. Sowohl im Leistungssport als auch im Gesundheits- und Fitnesssport spielt die Belastungshäufigkeit für den langfristigen Trainingserfolg eine entscheidende Rolle.

Während Trainingsanfängern eine Trainingshäufigkeit von 2 bis 3 Krafttrainingseinheiten pro Woche empfohlen wird, sollten Fortgeschrittene 3- bis 6-mal die Woche trainieren.

Bei einer Trainingshäufigkeit, die höher als 3-mal die Woche liegt, erfolgt das Krafttraining in Form eines Split-Trainings. Das heißt, dass nicht alle Muskelgruppen während einer Trainingseinheit belastet werden, sondern die zu trainierenden Muskeln auf 2 bis 3 Trainingseinheiten verteilt werden und jede Einheit zweimal wöchentlich trainiert wird. So wird jeder Muskel bzw. jede Muskelgruppe 2- bis 3-mal pro Woche beansprucht.

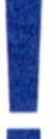

Für einen langfristigen Muskelaufbau muss jeder Muskel 2- bis 3-mal pro Woche trainiert werden.

Belastungsumfang

Der Belastungsumfang wird im Krafttraining üblicherweise in Sätze und Wiederholungen angegeben. Eine Wiederholung ist die Bewegung von der Ausgangs- in die Endposition und wieder zurück. Ein Satz ist die Aneinanderreihung mehrerer Wiederholungen ohne Pause dazwischen.

Während über den optimalen Wiederholungsbereich bei einem Muskelaufbautraining weitgehend Einigkeit besteht, wird die Frage nach der zweckmäßigsten Anzahl der Sätze viel diskutiert. Trainingsmethoden, die lediglich einen Satz pro Übung vorsehen, stehen den Methoden, die mehrere Sätze pro Übung vorschreiben, gegenüber.

Die meisten Publikationen zeigen allerdings Vorteile des Mehrsatz-Trainings. Aus diesem Grund werden hier für das Muskelaufbautraining ohne teure Hilfsmittel 2 bis 5 Sätze pro Übung mit je 6 bis 15 Wiederholungen empfohlen.

Optimal für ein Muskelaufbautraining:
Pro Übung sollten 2 bis 5 Sätze absolviert werden.
Pro Satz sollte die jeweilige Bewegung 6- bis 15-mal wiederholt werden.

Belastungsdichte

Die Belastungsdichte wird durch die Pausenzeit zwischen den Wiederholungen und Sätzen bestimmt. Fortgeschrittene Sportler benötigen in der Regel eine kürzere Satzpause als Beginner. Außerdem sollte sich die Dauer der Pausen auch an der Trainingsintensität orientieren. Die Satzpausen sind bei einem Maximalkrafttraining mit maximalen Intensitäten deutlich länger als bei einem Kraftausdauertraining mit geringeren Intensitäten.

Die übliche Pausendauer bei einem Muskelaufbautraining (Hypertrophietraining) liegt bei 2 bis 3 Minuten zwischen den Sätzen.

Die Pausenzeit zwischen den Sätzen sollte bei ca. 2 bis 3 Minuten liegen.

Belastungsdauer

Entscheidend für den Muskelaufbau sind die Spannungshöhe und die Dauer, während der die hohe Spannung auf den Muskel einwirkt.

Ausgehend von einer Wiederholungszahl von 6 bis 15 und einer Bewegungsgeschwindigkeit von 4 Sekunden pro Wiederholung beträgt die Spannungsdauer 24 bis 60 Sekunden.

Unter der Belastungsdauer kann außerdem die Länge einer Trainingseinheit verstanden werden. Erfahrungen aus der Praxis im Leistungs- und Fitnesssport haben gezeigt, dass ein wirkungsvolles Krafttraining 30 bis 60 Minuten dauert. Die Trainingszeit hängt zum einen vom individuellen Leistungszustand und zum anderen von der gewählten Trainingsmethode ab.

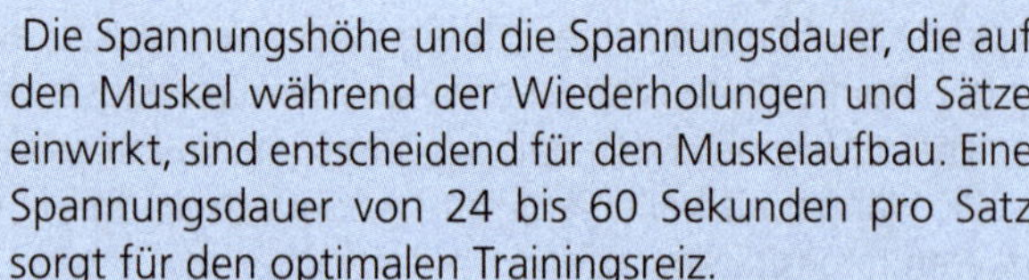

Die Spannungshöhe und die Spannungsdauer, die auf den Muskel während der Wiederholungen und Sätze einwirkt, sind entscheidend für den Muskelaufbau. Eine Spannungsdauer von 24 bis 60 Sekunden pro Satz sorgt für den optimalen Trainingsreiz.
Die Gesamtlänge einer Trainingseinheit liegt bei 30 bis 60 Minuten. Die Pausenzeit zwischen den Sätzen sollte bei ca. 2 bis 3 Minuten liegen.

Belastungsintensität

Die korrekte Bestimmung der Belastungsintensität ist für den Trainingserfolg von herausragender Bedeutung.

Die Belastungsintensität wird beim Krafttraining objektiv in Kilogramm oder in Prozent zur Bestmarke oder auch in subjektiven Qualitäten wie „maximal" oder „submaximal" ausgedrückt. Es gibt zwei einfache Wege zur Intensitätsbestimmung: den deduktiven und den induktiven Weg.

Deduktiver Ansatz der Intensitätsbestimmung

Zur Bestimmung der Bestmarke wird ein Maximalkrafttest durchgeführt. Der Maximalkraftwert, auch „one repetition maximum" genannt, wird als Referenzwert festgesetzt. Davon ausgehend werden die Belastungsintensitäten für das Training berechnet. Dieser Ansatz der objektiven Intensitätssteuerung ist weit verbreitet.

Diese Methode wird häufig im Leistungssport angewandt. Für den Gesundheits- und Fitnesssportler ist sie kritisch zu betrachten. So können beispielsweise die ungewohnten hohen Zug- und Druckbelastungen eines Krafttests zu Schädigungen des Bewegungsapparats führen. Außerdem gibt es ein Verletzungsrisiko.

Induktiver Ansatz der Intensitätsbestimmung

Bei der induktiven Intensitätssteuerung spielen Prozentangaben in Beziehung zur Maximalkraft keine Rolle. Der entscheidende Parameter ist hier vielmehr das subjektive Belastungsempfinden. Dem Sportler wird ein Wiederholungsbereich vorgegeben. Die Intensität wählt er dann entsprechend der Wiederholungszahl und dem subjektiven Belastungsempfinden „mittel", „schwer" oder sogar „maximal".

Wissenschaftliche Untersuchungen belegen, dass das subjektive Belastungsempfinden zur Steuerung der Belastungsintensität gut geeignet ist. Gleichzeitig verringert sich die orthopädische und kardiovaskuläre Beanspruchung.

Meine Empfehlungen zur Belastungsdosierung für ein Krafttraining ohne teure Hilfsmittel orientieren sich daher an dem induktiven Ansatz der Intensitätssteuerung.

> **!** Die korrekte Belastungsintensität ist für den Trainingserfolg von herausragender Bedeutung. Es gibt verschiedene Methoden, die Intensität zu bestimmen. Eine sehr effektive und einfache Methode ist die Steuerung der Belastungsintensität über das subjektive Belastungsempfinden.

In der nachfolgenden Tabelle habe ich die fünf Belastungsparameter Häufigkeit, Dauer, Dichte, Umfang und Intensität um die Belastungsmerkmale Bewegungsgeschwindigkeit und Atmung ergänzt.

Tab. 2: **Belastungsdosierung für ein Muskelaufbautraining ohne Geräte**

Belastungsparameter	**Anfänger**	**Fortgeschrittene**
Häufigkeit	2- bis 3-mal/Woche	3- bis 6-mal/Woche
Dauer einer Einheit	30 bis 45 Minuten	30 bis 40 Minuten
Dichte (Satzpausen)	Ca. 2 bis 3 Minuten	Ca. 2 bis 3 Minuten
Umfang	2 bis 3 Sätze 6 bis 15 Wiederholungen	3 bis 5 Sätze 6 bis 15 Wiederholungen
Intensität	Subjektives Belastungsempfinden: „mittel" bis „schwer"	Subjektives Belastungsempfinden: „schwer" bis „maximal"

Belastungs-parameter	Anfänger	Fortgeschrittene
Bewegungs-geschwin-digkeit	Flüssig und ohne Schwung. 4 Sekunden pro Wiederholung. (2 Sekunden jeweils für die überwindende und nachgebende Phase).	Flüssig und ohne Schwung. 4 Sekunden pro Wiederholung. (2 Sekunden jeweils für die überwindende und nachgebende Phase).
Atmung	Während der überwindenden Phase ausatmen und während der nachgebenden Phase einatmen.	Während der überwindenden Phase ausatmen und während der nachgebenden Phase einatmen.

Belastungsintensität beim Training ohne Geräte steigern

Die Belastungsintensität ist für das Krafttraining eine entscheidende Größe, die im Trainingsprozess immer wieder angepasst werden muss. Um dem Trainingsprinzip der progressiven Belastungssteigerung gerecht zu werden, ist es nötig, von Zeit zu Zeit die Intensität zu steigern.

Die Trainingsintensität kann bei diesem Trainingsprogramm, ebenso wie beim klassischen Krafttraining mit Gewichten, über die Gewichtslast gesteigert werden. Es können z. B. schwerere Bücher oder ein stärkeres Thera-Band verwendet werden. Darüber hinaus gibt es auch Möglichkeiten, eine

Krafttrainingsübung zu intensivieren, ohne den Widerstand zu erhöhen:

- Giant-Sätze
- Maximale Kontraktion am Endpunkt
- Zeitlupenbewegung
- Unterbrochene Wiederholung
- Pyramide.

Giant-Sätze

Bei dieser Technik werden 2 bis 4 verschiedene Übungen für eine Muskelgruppe ohne Pause absolviert. Hierzu folgendes Beispiel:

> *Person B möchte den vorderen Anteil der Schultermuskulatur (M. deltoideus, pars clavicularis) trainieren. Als Fortgeschrittener sollte bei einem Muskelaufbautraining nach 15 Wiederholungen das subjektive Belastungsempfinden „schwer" oder sogar „maximal" eintreten. Die Übung „Frontheben mit Büchern" trainiert den vorderen Anteil der Schulter. Allerdings sind die Bücher, die Person B zur Verfügung hat, für sie zu leicht, um nach 15 Wiederholungen das Gefühl von einer schweren oder gar maximalen Anstrengung zu empfinden. Deshalb wird eine weitere Übung für dieselbe Muskelgruppe ausgewählt. Person B absolviert jetzt die Übungen „Frontheben mit Büchern" und „Schulterdrücken mit Büchern" direkt hintereinander. Dadurch wird der vordere Anteil der Schultermuskulatur auch mit leichteren Widerständen ausreichend belastet.*

Maximale Kontraktion am Endpunkt

Am Bewegungsendpunkt wird die Muskelspannung durch ein zusätzliches maximales Anspannen der Muskulatur für ca. 3 Sekunden erhöht. Diese Technik eignet sich vor allem bei Zug- und Beugebewegungen.

> *Bei der Bauchmuskelübung „Diagonaler Crunch" wird die Bewegung an der Endposition statisch gehalten und der Bauchmuskel bewusst ca. 3 Sekunden lang maximal angespannt.*

Zeitlupenbewegung

Der Muskel muss für eine bestimmte Zeit unter hoher Spannung stehen, um ein optimales Muskelwachstum zu gewährleisten. Die Dauer der überwindenden Phase (konzentrische Muskelarbeit) sollte ebenso wie die Dauer der nachgebenden Phase (exzentrische Muskelarbeit) 2 Sekunden dauern. Im Umkehrpunkt sollte keine Pause erfolgen. Eine Wiederholung dauert also 4 Sekunden.

Bei der Zeitlupenbewegung wird die Bewegungsgeschwindigkeit bewusst verlängert, um so die Zeit der Muskelspannung zu erhöhen und das Training zu intensivieren. Eine Wiederholung kann mit dieser Technik zwischen 5 und 10 Sekunden dauern.

Unterbrochene Wiederholung

Bei der unterbrochenen Wiederholung wird der volle Bewegungsspielraum, im Gegensatz zur üblichen Bewegungsausführung, nicht flüssig, sondern stockend ausgeführt. Die Bewegung wird bei der unterbrochenen Wiederholung in 3 bis 4 Schritten ausgeführt.

Bei der Übung „Armbeugen" wird die Bewegung von der Anfangs- in die Endposition in 3 bis 4 Bereiche unterteilt. Die Arme werden dann immer nur schrittweise um 1/4 bis 1/3 der gesamten Bewegung gebeugt.

Pyramide

Diese Technik eignet sich hervorragend, um für Abwechslung im Trainingsprogramm zu sorgen und eine Krafttrainingsübung zu intensivieren. Bei der Pyramide wird erst eine Wiederholung, dann zwei Wiederholungen, dann drei Wiederholungen usw. ausgeführt, bis das subjektive Belastungsempfinden „mittel" bis „maximal" erreicht wird.

Bei der Übung „Liegestütz" soll die Pyramidentechnik angewandt werden. Person B führt eine Wiederholung der Liegestütz aus. Anschließend setzt sie kurz die Knie ab und lockert für wenige Sekunden die Hände. Dann macht sie zwei Liegestützen, gefolgt von ein paar Sekunden Pause, und dann drei Liegestützen. Person B schafft es, die Pyramide bis 10 Wiederholungen aufzubauen, und erreicht dann das Belastungsempfinden „schwer".

! Durch regelmäßiges Krafttraining werden Sie stärker und die bisherige Intensität wird mit der Zeit zu gering sein, um noch Anpassungsprozesse auszulösen. Deshalb muss die Trainingsintensität im Verlauf eines Trainingsprogramms immer wieder der Leistungsfähigkeit angepasst werden. Neben der klassischen Methode, den Widerstand zu erhöhen, gibt es noch andere Methoden wie z. B. die „Unterbrochene Wiederholung", die das Training intensivieren können.

Organisationsformen

Die klassische Methode im Krafttraining ist das Stationstraining. Man führt erst alle geplanten Wiederholungen und Sätze an einer Station aus, bevor man die Übung wechselt und zur nächsten Station geht. Sie absolvieren also 2 bis 5 Sätze „Kniebeugen" mit einer Satzpause von ca. 2 bis 3 Minuten. Danach folgt beispielsweise die Übung „Liegestütz".

Diese Form des Trainings eignet sich für ein Muskelaufbautraining ohne teure Geräte am besten. Im nächsten Kapitel werden Sie noch eine andere Organisationsform kennenlernen, das Zirkeltraining. Diese Methode lässt sich zwar auch bei einem Muskelaufbautraining anwenden, ist durch den Ausdaueraspekt, den diese Organisationsform beinhaltet, aber eher für ein Training zur Gewichtsreduktion geeignet.

Auf den Punkt gebracht

Durch gezieltes Krafttraining mit der Trainingsmethode des „Muskelaufbaus" können Sie Haltungsprobleme korrigieren, Gelenke muskulär stabilisieren und Rückenbeschwerden vorbeugen. Sie können Ihren Körper wie ein Bildhauer formen und gezielt Muskulatur aufbauen. Neben den Belastungsparametern Häufigkeit, Umfang, Dichte und Dauer nimmt die Intensität eine herausragende Rolle ein. Die Belastungsintensität kann über das subjektive Empfinden gesteuert werden und muss im Laufe eines Trainingsprogramms immer wieder angepasst und erhöht werden.

Abnehmen

Wer will nicht gerne abnehmen und dann auch sein Gewicht halten! Eine Flut von Diätplänen im bunten Blätterwald verspricht viel zu oft das gewünschte Ziel mit wenig oder gänzlich ohne Anstrengung. Die schlechte Nachricht vorweg: Das geht nicht. Die gute Nachricht: Es kann funktionieren – auch mit Spaß! Bevor wir in das abwechslungsreiche Trainingsprogramm einsteigen, kann es nicht schaden, sich einige Grundkenntnisse anzueignen.

Die Grundvoraussetzung für eine Gewichtsreduktion ist eine negative Energiebilanz. Die Energiebilanz hängt sowohl von der Energieaufnahme als auch vom Energieverbrauch ab. Deshalb sollten Programme zur Gewichtsreduktion auch Aspekte der Energieaufnahme berücksichtigen.

!

Bevor das Trainingsprogramm zur Gewichtsreduktion dargestellt wird, folgen grundlegende Empfehlungen zur Ernährung.

Ernährung

Eine Diät funktioniert nur, wenn dabei weniger Energie aufgenommen als verbraucht wird.

Person A und B benötigen am Tag 2.500 kcal.

Person A nimmt über den Tag verteilt 3.000 kcal zu sich. Person B nur 2.000 kcal. Das Ergebnis ist offensichtlich: Während Person A zunimmt, wird Person B abnehmen.

Eine negative Energiebilanz ist die Voraussetzung, um abzunehmen. Jede Diät der Welt funktioniert nur, wenn dieses simple Prinzip eingehalten wird. Sinnvoll ist ein Energiedefizit von täglich 500 bis maximal 1.000 kcal. Bei einem noch größeren Kaloriendefizit läuft man Gefahr, zusätzlich zum Körperfett Muskulatur zu verlieren, ausgerechnet den Fettkiller Nummer eins im Organismus. Deshalb sollte die Kalorienbilanz höchsten 1.000 kcal unter dem täglichen Bedarf liegen.

Um einschätzen zu können, wie hoch der individuelle tägliche Energieverbrauch ist, gibt es eine Berechnungsmethode. Mit der PAL-Formel, dem sogenannten „physical activity level", lässt sich der Gesamtenergiebedarf errechnen:

- **Gesamtenergiebedarf = Grundumsatz x PAL-Wert**

Zur Abschätzung des Grundumsatzes dient folgende Faustformel:

- **Mann: Körpergewicht in kg x 24 Stunden x 1,0 kcal**
- **Frau: Körpergewicht in kg x 24 Stunden x 0,9 kcal**

Der Grundumsatz ist der Energiebedarf einer Person ohne jegliche körperliche Bewegung. Die Energie des Grundumsatzes ist zur Aufrechterhaltung aller lebensnotwendigen Vorgänge im Körper nötig. Männer haben gegenüber Frauen einen höheren Grundumsatz. Das liegt vor allem an der größeren Muskelmasse der Männer. Einen weiteren entscheidenden Einfluss auf den Grundumsatz hat das Körpergewicht. Bei einem höheren Körpergewicht muss logischerweise mehr Zellmasse mit Energie versorgt werden.

Zur Berechnung des Gesamtenergiebedarfs wird der Grundumsatz mit dem PAL-Wert multipliziert. Der PAL-Wert wird für die Arbeitszeit, für die Schlafdauer und für die Freizeit mittels vorgegebener Richtwerte abgeschätzt und mit der Länge der jeweiligen Tätigkeit in Stunden multipliziert. Für jede Stunde Sport kann auf den Freizeit PAL-Wert zusätzlich pauschal 0,1 addiert werden. Die Ergebnisse der drei Werte werden addiert und durch die 24 Stunden eines Tages dividiert. Das ist der PAL-Gesamt.

Tab. 3: PAL-Werte für unterschiedliche Belastungen

Belastung	**PAL-Wert**
Schlaf	0,95
Nur sitzen und liegen	1,2
Hauptsächlich sitzen	1,4 bis 1,5
Überwiegend sitzen, gehen und stehen	1,6 bis 1,7
Überwiegend gehen und stehen	1,8 bis 1,9
Körperlich anstrengende Arbeit	2,0 bis 2,4

Folgendes Beispiel zur Berechnung des Gesamtenergiebedarfs eines 80 kg schweren Mannes, der 7 Stunden schläft, 8 Stunden hauptsächlich im Büro sitzend arbeitet und 9 Stunden Freizeit überwiegend sitzend, gehend und stehend verbringt:

Grundumsatz = 80 kg x 24 Stunden x 1,0 kcal

Grundumsatz = 1.920 kcal

PAL-Arbeit: 8 x 1,4 = 11,2

PAL-Freizeit: 9 x 1,6 = 14,4

PAL-Schlaf: 7 x 0,95 = 6,65

PAL-Gesamt: 32,25 / 24 = 1,34375

Gesamtenergiebedarf = Grundumsatz x PAL-Wert

Gesamtenergiebedarf = 1.920 kcal x 1,34375

Gesamtenergiebedarf = 2.580 kcal pro Tag

! Die Berechnung des Gesamtenergiebedarfs darf nur als grobe Orientierung und nicht als exakte Bestimmung gesehen werden.

Für unser tägliches Tun benötigen wir also Energie, die wir in Kalorien messen. Die Energie gewinnen wir aus dem Essen und Trinken. Die sogenannten Makronährstoffe liefern dem Körper Energie:

- Eiweiß
- Kohlenhydrate
- Fett

Eiweiß dient hauptsächlich als Baustoff und wird nur bei Mangelzuständen oder langen Belastungen zur Energiebereitstellung herangezogen. Der menschliche Körper kann

Eiweiß nicht selbst synthetisieren. Daher muss täglich genug Nahrungseiweiß aufgenommen werden. Fitness- und Breitensportler sollten ca. 1 g pro kg Körpergewicht zu sich nehmen. Eine ausreichende Eiweißzufuhr ist für den Muskelaufbau sehr wichtig. Hauptsächliche Eiweißquellen sind Fleisch, Fisch und Hülsenfrüchte.

Anders verhält es sich mit den Kohlenhydraten und den Fetten. Die sind nämlich keine essenziellen Baustoffe für unseren Organismus, sondern Energielieferanten, die reduziert werden können, um eine negative Energiebilanz zu erzielen.

Es gibt eine große Anzahl von Ernährungsformen, die zum Abnehmen geeignet sind, da sie durch eine Reduktion von Kohlenhydraten oder Fetten zu einem Energiedefizit und dadurch zu einer Gewichtsreduktion führen.

Die beste Diät ist die, die man langfristig umsetzt und mit Bewegung kombiniert.

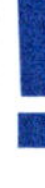

Wie die Berechnung des Gesamtenergiebedarfs veranschaulicht, erfordert Bewegung Energie. Der Körper verbrennt Kohlenhydrate und Fette und baut zusätzlich Muskulatur auf. Der Schlüssel zu einer erfolgreichen, langfristigen Körperfettreduktion liegt also in der Kombination aus Ernährung und Training.

Das Trainingsprogramm zur Gewichtsreduktion

Während es beim Muskelaufbautraining darum geht, einen überschwelligen Trainingsreiz zu setzen, um der Muskulatur anschließend Zeit zum Aufbau zu geben, ist es bei einem Training zur Gewichtsreduktion das Ziel, möglichst viele Kalorien zu verbrennen. Die Energieaufnahme wird durch eine optimierte Ernährung reduziert und der Energieverbrauch durch regelmäßiges Training erhöht. Das Ergebnis ist eine Gewichtsreduktion.

Das veranschaulicht Abbildung 2.

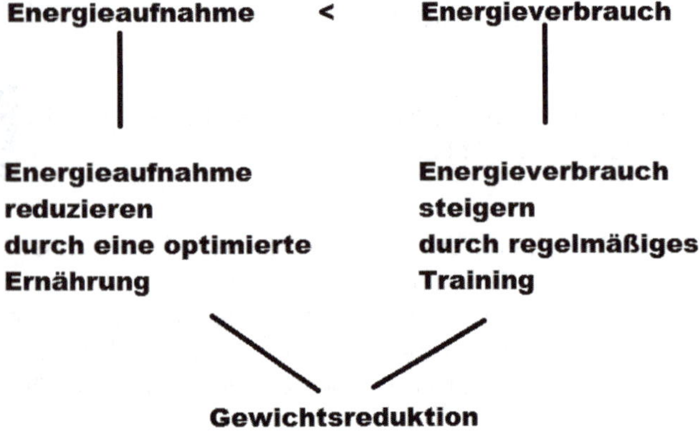

Abb. 2: Prinzip zur Gewichtsreduktion

Trainingsprogramme mit dem Ziel der Gewichtsreduktion müssen darauf ausgelegt werden, möglichst viele Kalorien pro Trainingseinheit zu verbrennen. Wissenschaftliche Studien zeigen, dass sich intensives Ausdauertraining besonders gut zur Körperfettreduktion eignet.

Daneben sollte zusätzlich ein begleitendes Krafttraining absolviert werden, um einen drohenden Verlust an Muskelmasse durch die Kalorienreduktion zu verhindern.

Das hier vorgestellte Trainingsprogramm verbindet Ausdauer- und Krafttraining optimal miteinander. In einer 30- bis 40-minütigen Trainingseinheit werden sowohl die Ausdauer als auch die Kraft trainiert. Kalorien werden verbrannt und Muskulatur aufgebaut. Die perfekte Trainingsmethode, um Körperfett zu reduzieren.

Die Organisationsform ist hier im Gegensatz zum reinen Muskelaufbautraining kein Stationstraining, sondern ein Zirkeltraining. Bei dieser Form des Trainings wird eine Übung nach der anderen absolviert. Nachdem alle Übungen mit der empfohlenen Wiederholungszahl absolviert wurden, ist ein Durchgang beendet. Das Ziel ist es, innerhalb von 30 bis 40 Minuten möglichst viele Durchgänge auszuführen. Abbildung 3 zeigt exemplarisch ein Zirkeltraining, welches aus 4 Krafttrainingsübungen besteht.

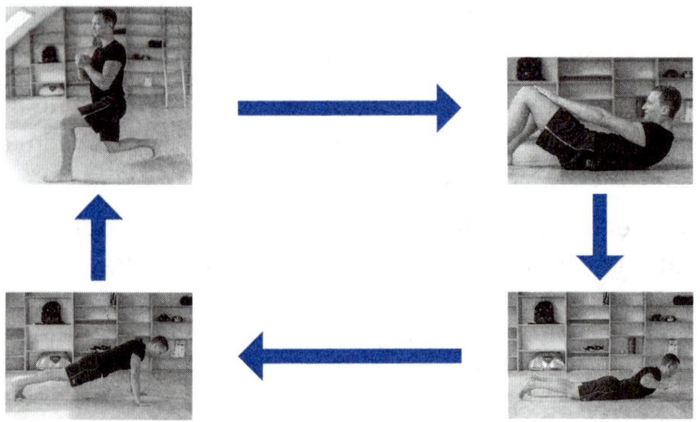

Abb. 3: Zirkeltraining aus 4 Krafttrainingsübungen

Auch hier basiert jedes Trainingsprogramm auf den fünf Belastungsparametern:

- Belastungshäufigkeit
- Belastungsumfang
- Belastungsdichte
- Belastungsdauer
- Belastungsintensität.

Die nachfolgenden Empfehlungen zur Gestaltung dieser Parameter sind speziell auf das Ziel der Gewichtsreduktion ausgelegt und unterscheiden sich deutlich von der Gestaltung eines Trainings zum Muskelaufbau.

Belastungshäufigkeit

Die Belastungshäufigkeit ist entscheidend für eine Gewichtsreduktion. Ein einmaliges Energiedefizit führt nämlich noch nicht zu einer Körperfettreduktion. Es ist vielmehr notwendig, über einen längeren Zeitraum täglich mehr Energie zu verbrauchen als aufzunehmen. Aus diesem Grund ist es wichtig, jeden Tag während der Phase der Gewichtsreduktion zusätzliche Kalorien zu verbrennen.

Die Gefahr einer Überlastung darf allerdings nicht vernachlässigt werden. Durch Übergewicht sind passive Strukturen wie beispielsweise die Gelenke ohnehin schon hohen Belastungen ausgesetzt und schmerzen häufig. Der Bewegungsapparat und das Herz-Kreislauf-System sollen durch das Training gefordert, aber nicht überfordert werden.

Deshalb beschränkt sich das Trainingsprogramm bei Trainingsanfängern auf zwei Einheiten pro Woche. Fortgeschrittene trainieren 4-mal pro Woche. An allen anderen Tagen der Woche wird der Energieverbrauch durch eine höhere Aktivität im Alltag gesteigert.

Die körperliche Aktivität im Alltag kann durch einfache Methoden sehr wirkungsvoll erhöht werden. Beispielsweise durch Treppensteigen statt Fahrstuhlfahren oder öfter das Fahrrad anstatt das Auto benützen.

Belastungsumfang

Auch der Belastungsumfang bei einem Training mit dem Ziel, abzunehmen, unterscheidet sich deutlich von einem Muskelaufbautraining. Während die Anzahl der Wiederholungen mit 15 bis 20 und die Anzahl der Übungen mit 4 bis 6 festgelegt sind, bestimmen der Fitnesszustand und die Motivation des Trainierenden die Anzahl der Sätze. Das Training ist auf 30 bis 40 Minuten festgelegt. Je mehr Runden und damit Sätze pro Übung absolviert werden, desto besser. Bei einem 30-minütigen Training, bestehend aus 5 Übungen mit 15 Wiederholungen pro Übung und einer Bewegungsgeschwindigkeit von 2 Sekunden pro Wiederholung, sind theoretisch 12 Runden möglich. Bei einer schnelleren Bewegungsausführung würde die Qualität nachlassen und der Trainingseffekt minimiert. Die Bewegungsgeschwindigkeit ist bei dieser Art des Trainings wesentlich höher als die empfohlene Geschwindigkeit bei einem Muskelaufbautraining. Bei einem Trainingsprogramm zur Gewichtsreduktion ist die Dauer der Muskelspannung nicht von so entscheidender Bedeutung, wie sie es beim Muskelaufbau ist.

Belastungsdichte

Die Belastungsdichte wird durch die Pausenzeit zwischen den Wiederholungen und Sätzen bestimmt. Sie ist bei diesem Abnehmprogramm deutlich kleiner als beim Muskelaufbautraining. Die Pause zwischen den Übungen sollte so kurz wie möglich gehalten werden. Dadurch wird die Herzfrequenz konstant auf einem hohen Niveau gehalten und der Körper muss Energie verbrennen. Die Übungsreihenfolge beim Zirkeltraining ist so gewählt, dass nie dieselbe Muskelgruppe direkt nacheinander belastet wird. Nach einer Übung für die Beine folgt beispielsweise eine Übung für die Schultern. Dadurch wird eine zu frühe muskuläre Erschöpfung verhindert und die Pausenlänge zwischen den Übungen kann im Gegensatz zum Muskelaufbautraining sehr kurz gehalten werden. Mit dieser Methode kann in nur 30 bis 40 Minuten ein sehr effektives Training gestaltet werden. Das Aufwand-Nutzen-Verhältnis ist optimal.

Belastungsdauer

Die Länge einer Trainingseinheit liegt bei 30 bis 40 Minuten. Während Trainingsanfängern eine Belastungsdauer von 30 Minuten pro Trainingseinheit ausreicht, sollten Fortgeschrittene bis zu 40 Minuten trainieren. Aufgrund der speziellen Trainingsgestaltung sind längere Trainingseinheiten nicht nötig. Vielmehr ist es sinnvoll, dass Training um körperliche Aktivitäten im Alltag zu ergänzen und auf eine bedarfsgerechte Ernährung zu achten.

Belastungsintensität

Wie beim Muskelaufbautraining gilt auch hier: Ohne Anstrengung geht es nicht. Das Schöne dabei ist, dass die Belastungsintensität über das eigene Empfinden gesteuert wird.

Bei dieser besonderen Form des Trainings bezieht sich die Belastungsintensität auf zwei Faktoren: auf das Herz-Kreislauf-System und auf die muskuläre Belastung. Die Belastungsintensität wird hier ebenfalls durch das subjektive Belastungsempfinden bestimmt. Das subjektive Belastungsempfinden eignet sich zur Steuerung der Intensität sowohl beim Kraft- als auch beim Ausdauertraining. Trainingsanfänger sollten die Trainingsbelastung als „mittel" bis „schwer" empfinden. Fortgeschrittenen wird eine höhere Intensität empfohlen. Sie sollten das Training als „schwer" bis „maximal" empfinden.

Tabelle 4 zeigt die Belastungsdosierung für ein Abnehmtraining.

Tab. 4: Belastungsdosierung für ein Abnehmtraining ohne Geräte

Belastungsparameter	Anfänger	Fortgeschrittene
Häufigkeit	2-mal pro Woche	4-mal pro Woche
Dauer einer Einheit	30 Minuten	30 bis 40 Minuten
Dichte (Satzpausen)	So kurz wie möglich	So kurz wie möglich
Umfang	So viele Runden wie möglich 15 bis 20 Wiederholungen	So viele Runden wie möglich 15 bis 20 Wiederholungen
Intensität	Subjektives Belastungsempfinden: „mittel" bis „schwer"	Subjektives Belastungsempfinden: „schwer" bis „maximal"
Bewegungsgeschwindigkeit	Flüssig und ohne Schwung. Ca. 2 Sekunden pro Wiederholung (jeweils 1 Sekunde für die überwindende und die nachgebende Phase).	Flüssig und ohne Schwung. Ca. 2 Sekunden pro Wiederholung (jeweils 1 Sekunde für die überwindende und die nachgebende Phase).

Belastungs-parameter	Anfänger	Fortgeschrittene
Atmung	Während der überwindenden Phase (konzentrische Muskelarbeit) ausatmen und während der nachgebenden Phase (exzentrische Muskelarbeit) einatmen.	Während der überwindenden Phase (konzentrische Muskelarbeit) ausatmen und während der nachgebenden Phase (exzentrische Muskelarbeit) einatmen.

Auf den Punkt gebracht

Die Grundvoraussetzung für eine Gewichtsreduktion ist eine negative Energiebilanz. Die Energiebilanz hängt sowohl von der Energieaufnahme als auch vom Energieverbrauch ab. Der Schlüssel zu einer erfolgreichen, langfristigen Körperfettreduktion liegt also in der Kombination aus Ernährung und Training. Sie benötigen keine der in diversen Zeitschriften und Werbespots angepriesenen Diätformen. Reduzieren Sie Ihre Energieaufnahme durch eine verminderte Zufuhr an Kohlenhydraten oder Fetten und achten Sie auf eine ausreichende Eiweißzufuhr. Das Trainingsprogramm ist ebenfalls unkompliziert und auf Effizienz ausgelegt. Trainingsanfänger trainieren 2-mal pro Woche für 30 Minuten. Fortgeschrittene bis zu 4-mal für bis zu 40 Minuten. Das entscheidende Merkmal dieses Trainings liegt in der Organisationsform. Es ist ein Zirkeltraining und kombiniert so Ausdauer- und Krafttraining miteinander: das perfekte Training, um unnötiges Körperfett zu verbrennen.

Der Übungskatalog

Hier finden Sie die effektivsten Übungen, die ganz ohne teure Geräte auskommen. Mit diesen Übungen können Sie umfangreiche Trainingspläne sowohl für den Muskelaufbau als auch für Trainingsprogramme zur Gewichtsreduktion zusammenstellen.

Die im Folgenden beschriebenen Übungen sind nach Muskelgruppen geordnet:

- Gesäß- und Beinmuskulatur
- Rückenmuskulatur
- Brustmuskulatur
- Rumpfmuskulatur
- Schulter- und Armmuskulatur

Die Übungen sind sowohl für Anfänger als auch für Fortgeschrittene geeignet.

Auf der linken Seite finden Sie eine anschauliche Illustration der Übung. Es wird immer die Anfangs- und die Endposition dargestellt. Auf der gegenüberliegenden rechten Seite finden Sie eine detaillierte Beschreibung der Übungsausführung. Die hauptsächlich beanspruchte Muskulatur finden Sie in einem kleinen Kasten unterhalb der Übungsbeschreibung.

Denken Sie daran, bei allen Übungen während der überwindenden Phase (konzentrische Muskelarbeit) auszuatmen und während der nachgebenden Phase (exzentrische Muskelarbeit) einzuatmen.

Übungen für die Gesäß- und Beinmuskulatur

Kniebeugen

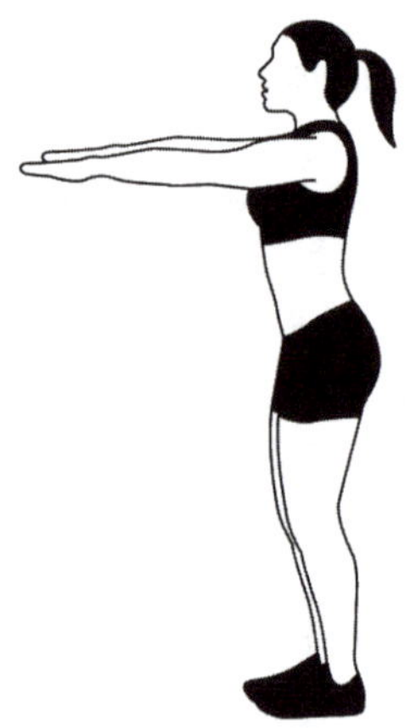

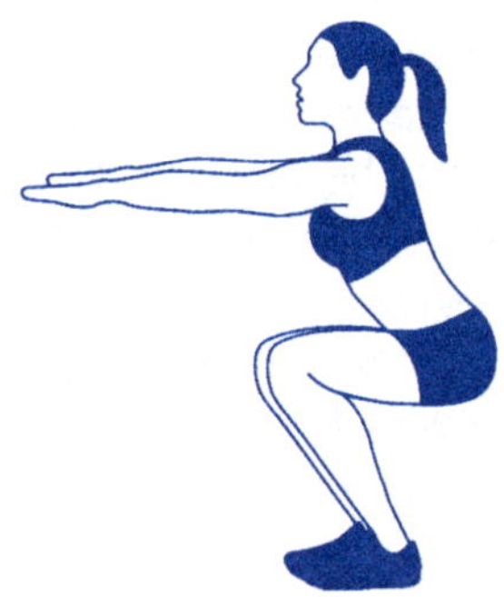

Ausgangsposition

Nehmen Sie einen stabilen, hüftbreiten Stand ein. Die Knie sind leicht gebeugt. Der Rücken ist gerade und der Blick geradeaus gerichtet. Spannen Sie Bauch- und Gesäßmuskulatur an.

Übungsausführung

Beugen Sie Hüft- und Kniegelenk bis unter 90° im Kniegelenk. Der komplette Fuß steht während der gesamten Übungsausführung fest am Boden.

Anschließend strecken Sie Hüft- und Kniegelenk und kehren wieder in die Ausgangsposition zurück.

Endposition

In der Endposition ist das Kniegelenk im Optimalfall unter 90° gebeugt. Der Rücken ist gerade und der Blick nach vorn gerichtet. Ferse und Ballen stehen fest am Boden. Bauch- und Gesäßmuskulatur sind angespannt.

Beanspruchte Muskulatur:

- Oberschenkelstrecker (M. quadriceps femoris)
- Gesäßmuskulatur (M. glutaeus maximus)
- Hüftstrecker (M. semitendinosus, M. semimembranosus, M. biceps femoris)

Ausfallschritte

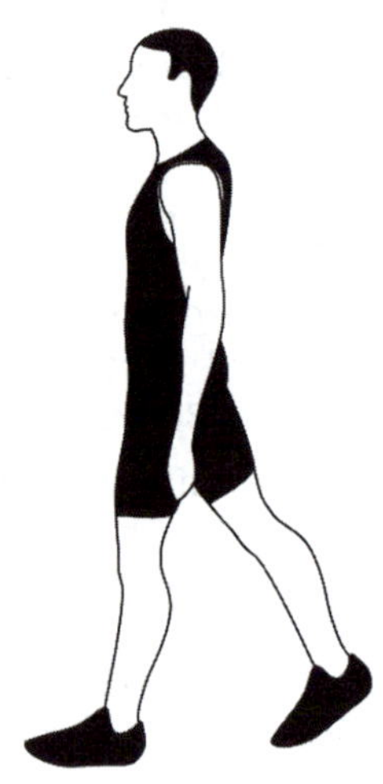

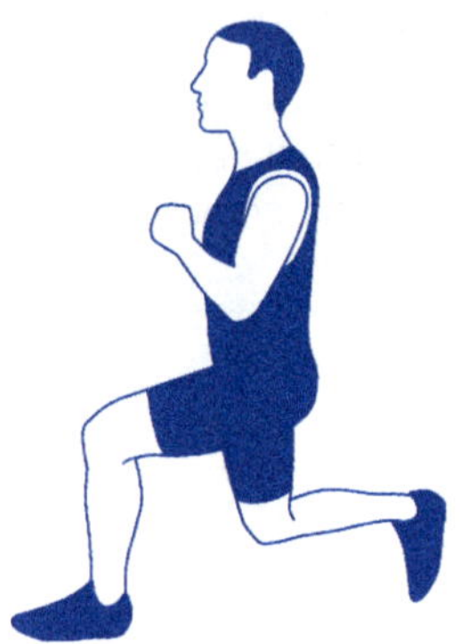

Ausgangsposition

Nehmen Sie eine weite, stabile Schrittstellung ein. Der Oberkörper ist aufrecht und gerade. Der Blick ist geradeaus gerichtet. Die Arme hängen seitlich vom Körper herab. Spannen Sie Bauch- und Gesäßmuskulatur an.

Übungsausführung

Beugen Sie beide Knie, bis das hintere Knie nahezu den Boden berührt. Der hintere Fuß steht auf dem Fußballen. Der vordere Fuß wird auf seiner gesamten Fläche belastet.

Anschließend strecken Sie Hüft- und Kniegelenk und kehren wieder in die Ausgangsposition zurück.

Endposition

In der Endposition berührt das hintere Knie fast den Boden. Der Oberkörper ist aufrecht und stabil. Der Blick ist nach vorn gerichtet. Bauch- und Gesäßmuskulatur sind angespannt.

Beanspruchte Muskulatur:

- Oberschenkelstrecker (M. quadriceps femoris)
- Gesäßmuskulatur (M. glutaeus maximus)
- Hüftstrecker (M. semitendinosus, M. semimembranosus, M. biceps femoris)

!

Gekreuzte Ausfallschritte

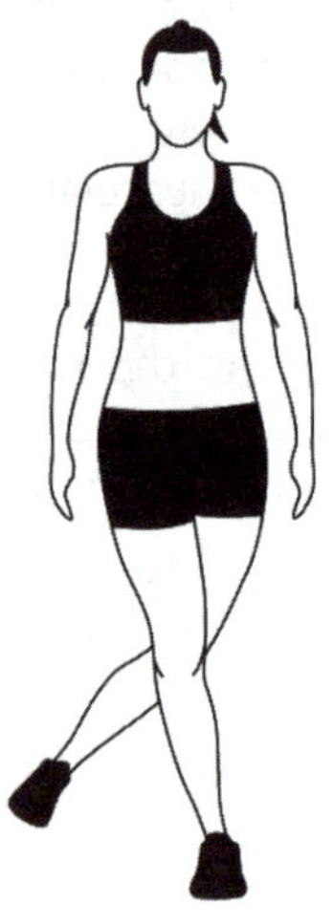

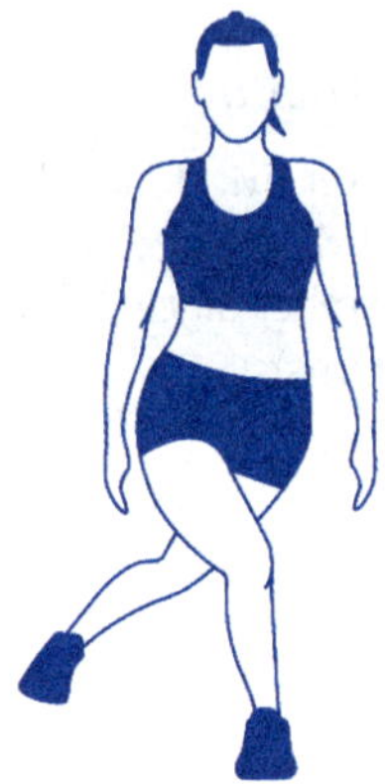

Ausgangsposition

Nehmen Sie einen stabilen, aufrechten Stand ein. Kreuzen Sie mit einem weiten Schritt ein Bein vor das andere. Der Oberkörper ist aufrecht und gerade. Der Blick ist nach vorne gerichtet. Spannen Sie Bauch- und Gesäßmuskulatur an.

Übungsausführung

Beugen Sie beide Knie, bis das hintere Knie nahezu den Boden berührt. Der hintere Fuß steht auf dem Fußballen. Der vordere Fuß wird auf seiner gesamten Fläche belastet.

Anschließend strecken Sie Hüft- und Kniegelenk und kehren wieder in die Ausgangsposition zurück.

Endposition

In der Endposition berührt das hintere Knie fast den Boden. Die Beine sind gekreuzt. Der Oberkörper ist aufrecht und stabil. Der Blick ist nach vorn gerichtet. Bauch- und Gesäßmuskulatur sind angespannt.

Beanspruchte Muskulatur

- Oberschenkelstrecker (M. quadriceps femoris)
- Gesäßmuskulatur (M. glutaeus maximus)
- Hüftstrecker (M. semitendinosus, M. semimembranosus, M. biceps femoris)

Hüftstrecken im Vierfüßlerstand

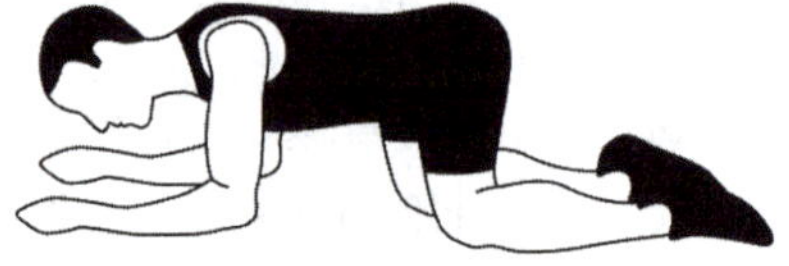

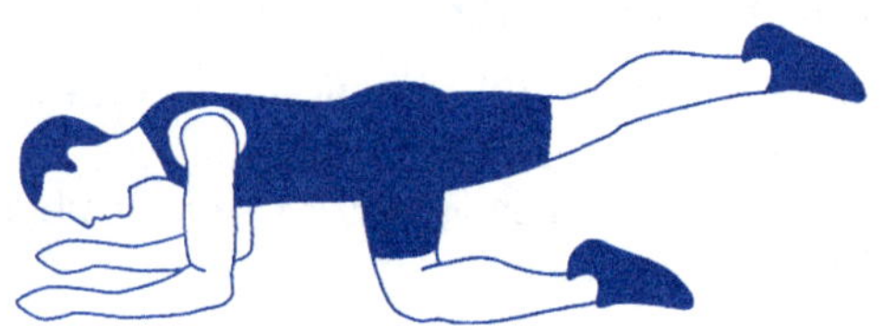

Ausgangsposition

Nehmen Sie den Vierfüßlerstand am Boden ein. Der Rücken ist gerade und der Kopf ist in Verlängerung der Wirbelsäule. Der Blick ist zum Boden gerichtet. Der Oberkörper wird auf die Unterarme abgestützt. Der Unterkörper wird auf den Knien abgestützt. Spannen Sie Gesäß- und Rumpfmuskulatur an.

Übungsausführung

Heben Sie ein Bein vom Boden und führen es nach oben, bis Oberschenkel und Oberkörper eine Linie bilden. Das Knie wird dabei ebenfalls gestreckt.

Anschließend wieder in die Ausgangsposition zurückkehren.

Endposition

In der Endposition bildet der angehobene Oberschenkel eine Linie mit dem Oberkörper. Das angehobene Bein ist ausgestreckt. Gesäß- und Rumpfmuskulatur sind angespannt.

Beanspruchte Muskulatur

- Gesäßmuskulatur (M. glutaeus maximus)
- Hüftstrecker (M. semitendinosus, M. semimembranosus, M. biceps femoris)

Hüftstrecken in Rückenlage

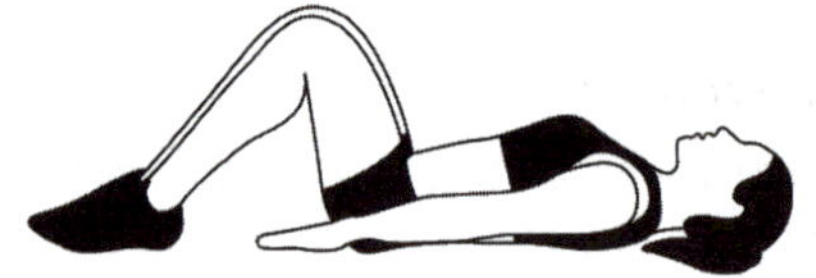

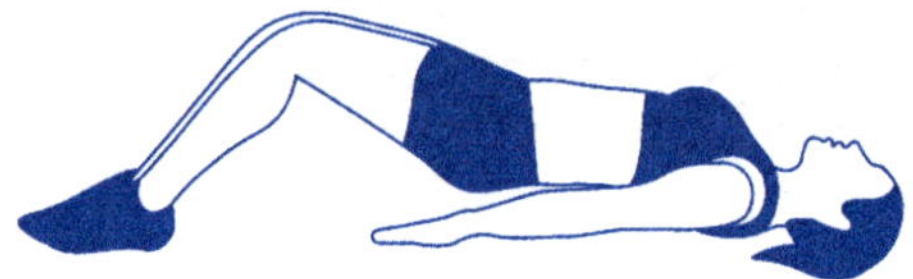

Ausgangsposition

Nehmen Sie die Rückenlage auf dem Boden ein. Die Beine sind angewinkelt und die Fersen fest am Boden. Die Arme liegen mit der Handfläche zum Boden seitlich neben dem Oberkörper. Der Schultergürtel liegt fest am Boden. Spannen Sie Gesäß- und Rumpfmuskulatur an.

Übungsausführung

Heben Sie das Becken vom Boden und führen es nach oben, bis Oberschenkel und Oberkörper eine Linie bilden.

Anschließend wieder in die Ausgangsposition zurückkehren.

Endposition

In der Endposition bildet der angehobene Oberschenkel eine Linie mit dem Oberkörper. Der Schultergürtel und die Arme haben Kontakt zum Boden. Gesäß- und Rumpfmuskulatur sind angespannt.

Beanspruchte Muskulatur

- Gesäßmuskulatur (M. glutaeus maximus)
- Hüftstrecker (M. semitendinosus, M. semimembranosus, M. biceps femoris)

Hüftadduktion mit dem Thera-Band

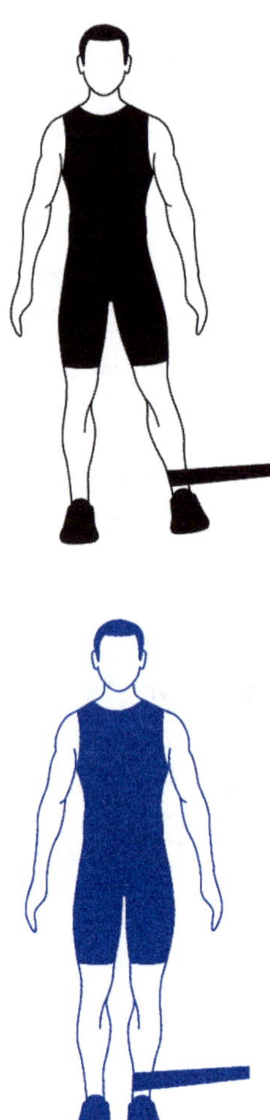

Ausgangsposition

Nehmen Sie einen stabilen, hüftbreiten Stand ein. Die Knie sind leicht gebeugt. Befestigen Sie das Thera-Band an einem stabilen Tisch oder ähnlichem. Steigen Sie mit einem Bein in die Schlinge. Spreizen Sie das Bein in der Schlinge bis Schulterbreite ab, sodass das Band in der Ausgangsposition gespannt ist.

Übungsausführung

Führen Sie das arbeitende Bein in der Schlinge zum Standbein.

Anschließend wieder in die Ausgangsposition zurückkehren.

Endposition

In der Endposition berühren sich beide Beine. Das Standbein ist leicht gebeugt. Der Oberkörper ist gerade und der Blick nach vorn gerichtet.

Beanspruchte Muskulatur

- Adduktoren (M. adduktor magnus, M. adduktor brevis, M. adduktor longus)
- Kammmuskel (M. pectineus)
- Schlankmuskel (M. gracilis)

Hüftabduktion mit dem Thera-Band

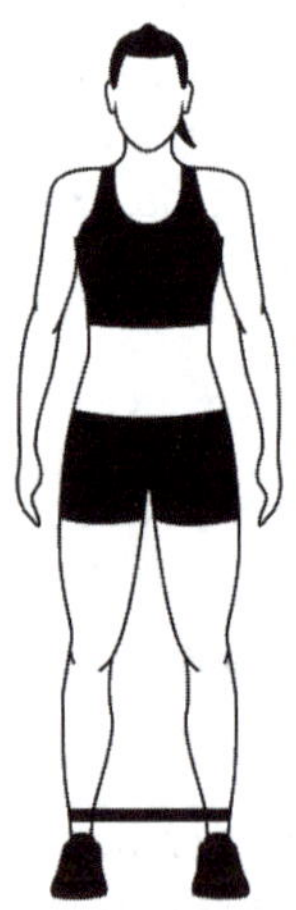

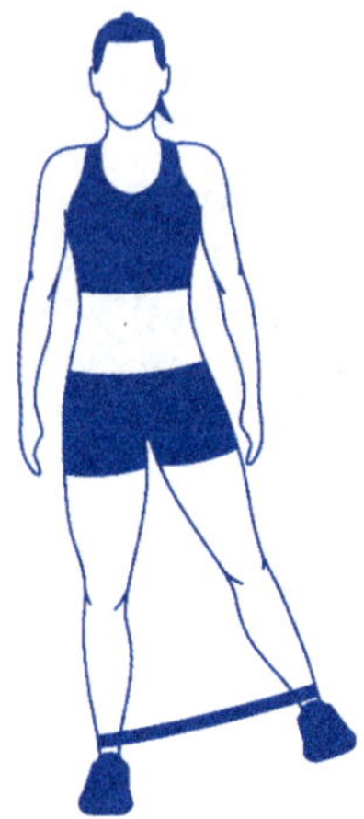

Ausgangsposition

Steigen Sie mit beiden Füßen in die Schlinge eines Thera-Bands. Nehmen Sie einen stabilen, schulterbreiten Stand ein. Der Oberkörper ist aufrecht und gerade. Der Blick geradeaus gerichtet. In der Ausgangsposition ist das Band bereits in Spannung.

Übungsausführung

Verlagern Sie das Gewicht auf ein Bein und spreizen Sie das andere Bein so weit vom Körper ab, dass eine stabile Position noch möglich ist.

Anschließend wieder in die Ausgangsposition zurückkehren.

Endposition

In der Endposition ist das arbeitende Bein so weit vom Körper abgespreizt, dass eine aufrechte, stabile Position noch möglich ist. Das Standbein ist leicht gebeugt. Der Oberkörper ist gerade und der Blick nach vorn gerichtet.

Beanspruchte Muskulatur

- Gesäßmuskulatur (M. glutaeus maximus, M. glutaeus medius, M. glutaeus minimus)

Wadenheben

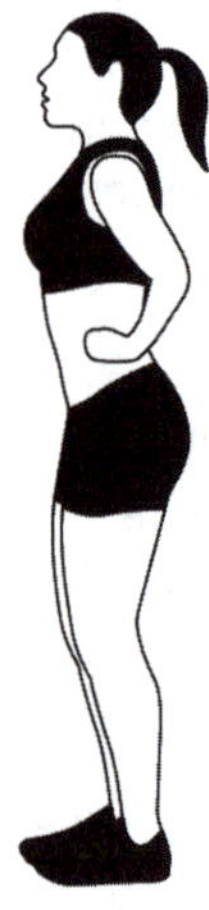

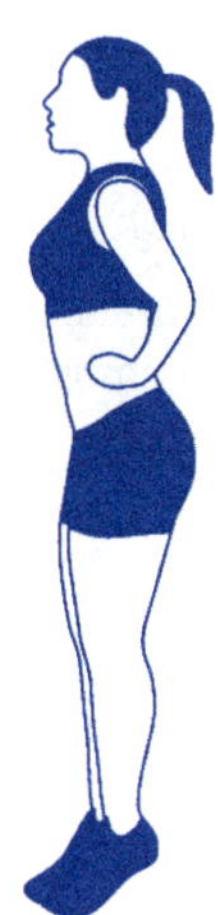

Ausgangsposition

Nehmen Sie einen stabilen, hüftbreiten Stand ein. Die Knie sind leicht gebeugt. Der Rücken ist gerade und der Blick geradeaus gerichtet. Verlagern Sie das Körpergewicht auf die Fußballen. Spannen Sie die Rumpfmuskulatur an.

Übungsausführung

Strecken Sie das Sprunggelenk so weit wie möglich und heben Sie so die Fersen möglichst weit vom Boden an.

Anschließend wieder in die Ausgangsposition zurückkehren.

Endposition

In der Endposition ist das Sprunggelenk so weit wie möglich gestreckt. Die Fersen sind angehoben. Der Rücken ist gerade und der Blick geradeaus gerichtet. Die Rumpfmuskulatur ist angespannt.

Beanspruchte Muskulatur

- Zwillingswadenmuskel (M. gastrocnemius)
- Schollenmuskel (M. soleus)

Übungen für die Rückenmuskulatur

Vorgebeugtes Rudern

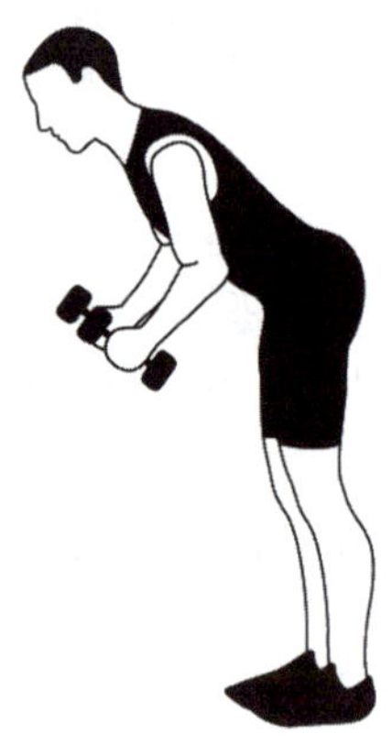

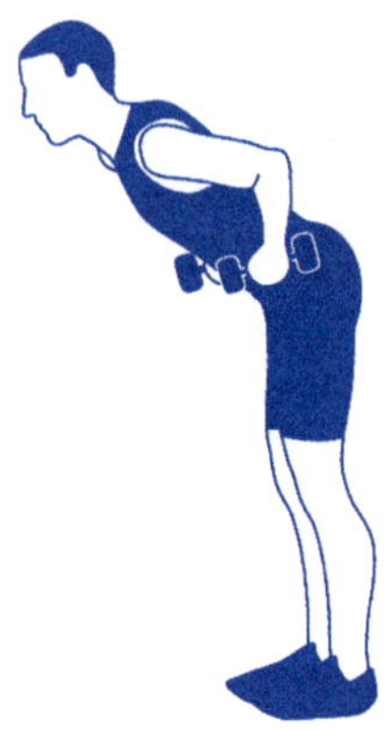

Ausgangsposition

Nehmen Sie einen stabilen, hüftbreiten Stand ein. Der Oberkörper ist leicht vorgebeugt. Der Rücken ist gerade und der Kopf in Verlängerung der Wirbelsäule. In jeder Hand halten Sie eine Wasserflasche, ein Buch oder das Thera-Band. Die Ellenbogen sind in der Ausgangsposition leicht gebeugt

Übungsausführung

Ziehen Sie die Arme dicht am Körper zum Bauch. Die Schulterblätter werden so weit wie möglich zur Wirbelsäule herangezogen.

Anschließend wieder in die Ausgangsposition zurückkehren.

Endposition

In der Endposition befinden sich die Arme eng am Körper. Die Hände sind auf Höhe des Bauches. Die Ellenbogen zeigen nach hinten oben. Rumpf- und Gesäßmuskulatur sind angespannt.

Beanspruchte Muskulatur

- Breiter Rückenmuskel (M. latissimus dorsi)
- Schultermuskulatur (M. deltoideus, pars spinata)
- Armbeuger (M. biceps brachii)

!

Oberkörperanheben in Bauchlage

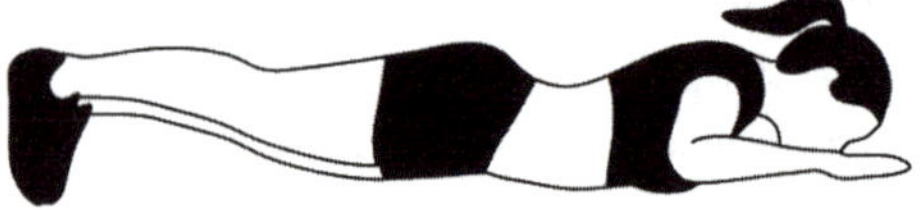

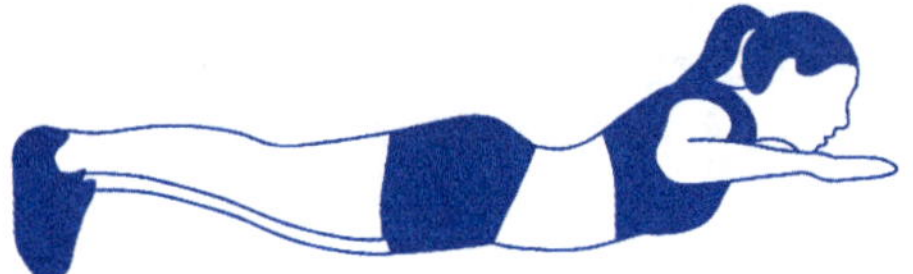

Ausgangsposition

Nehmen Sie die Bauchlage am Boden ein. Oberkörper und Oberschenkel bilden eine Linie. Der Kopf ist in Verlängerung der Wirbelsäule. Drücken Sie die Zehen aktiv in den Boden und spannen die Gesäß- und Rückenmuskulatur an. Die Hände liegen an der Stirn.

Übungsausführung

Heben Sie den Oberkörper leicht vom Boden ab. Die Oberschenkel und die Zehen stehen während der gesamten Übungsausführung fest am Boden.

Anschließend wieder in die Ausgangsposition zurückkehren.

Endposition

In der Endposition ist der Oberkörper leicht angehoben. Die Hände liegen an der Stirn. Gesäß- und Rückenmuskulatur sind angespannt.

Beanspruchte Muskulatur !

- Rückenstrecker (M. erector spinae)

Zug zum Nacken

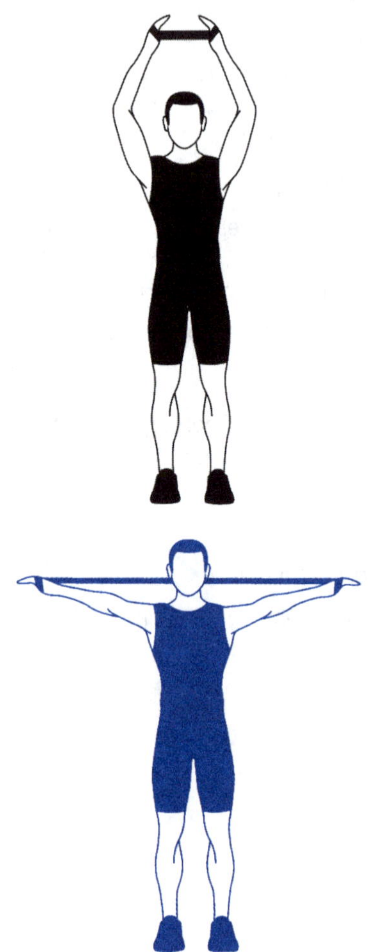

Ausgangsposition

Nehmen Sie einen stabilen, hüftbreiten Stand ein. Der Rücken ist gerade und der Kopf in Verlängerung der Wirbelsäule. Der Blick ist nach vorne gerichtet. Die Arme greifen über dem Kopf das Thera-Band. Die Ellenbogen sind in der Ausgangsposition leicht gebeugt. Das Band ist in Spannung.

Übungsausführung

Ziehen Sie die Arme zum Körper, bis sich die Hände seitlich vom Kopf auf Höhe der Ohren befinden.

Anschließend wieder in die Ausgangsposition zurückkehren.

Endposition

In der Endposition befinden sich die Hände auf Höhe der Ohren. Die Ellenbogen sind leicht gebeugt. Der Rücken ist gerade und der Kopf in Verlängerung der Wirbelsäule.

Beanspruchte Muskulatur

- Breiter Rückenmuskel (M. latissimus dorsi)
- Trapezmuskel (M. trapezius, pars ascendens)
- Schultermuskulatur (M. deltoideus, pars spinata)

Oberkörperaufrichten mit dem Thera-Band

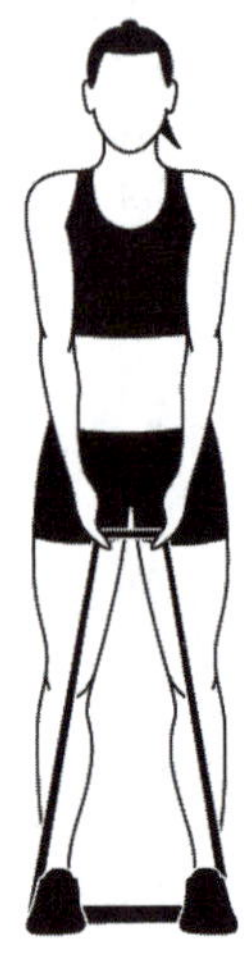

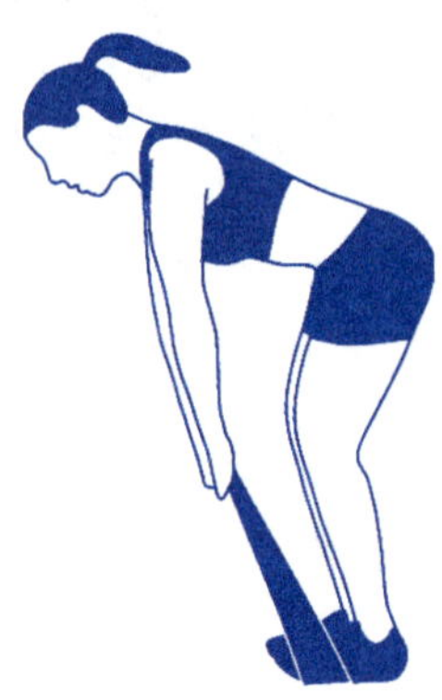

Ausgangsposition

Nehmen Sie einen stabilen, hüftbreiten Stand ein. Beide Füße stehen mittig auf dem Thera-Band. Die Knie sind leicht gebeugt. Um beide Hände sind die Enden des Thera-Bandes gewickelt. Das Band ist in Spannung. Spannen Sie Gesäß- und Rumpfmuskulatur an.

Übungsausführung

Beugen Sie den Oberkörper nach vorne. Der Rücken bleibt dabei gerade und der Kopf in Verlängerung der Wirbelsäule.

Anschließend richten Sie den Oberkörper auf und kehren wieder in die Ausgangsposition zurück.

Endposition

In der Endposition ist der Oberkörper nach vorn gebeugt. Er ist parallel zum Boden. Die Arme sind gestreckt. Der Rücken ist gerade und der Kopf in Verlängerung der Wirbelsäule. Gesäß- und Rumpfmuskulatur sind angespannt.

Beanspruchte Muskulatur

- Rückenstrecker (M. erector spinae)
- Gesäßmuskulatur (M. glutaeus maximus)
- Hüftstrecker (M. semitendinosus, M. semimembranosus, M. biceps femoris)

Diagonalheben in Bauchlage

Ausgangsposition

Nehmen Sie die Bauchlage am Boden ein. Oberkörper und Oberschenkel bilden eine Linie. Der Kopf ist in Verlängerung der Wirbelsäule. Strecken Sie beide Arme nach vorne. Die Daumen zeigen nach oben. Spannen Sie Gesäß- und Rückenmuskulatur an.

Übungsausführung

Heben Sie einen Arm und ein Bein diagonal an. Der Oberkörper und Kopf heben leicht vom Boden ab. Die Oberschenkel und die Zehen des anderen Beins stehen während der gesamten Übungsausführung fest am Boden.

Anschließend wieder in die Ausgangsposition zurückkehren und die Übung mit dem anderen Arm und Bein wiederholen.

Endposition

In der Endposition sind Oberkörper, ein Arm und das diagonale Bein leicht angehoben. Gesäß- und Rückenmuskulatur sind angespannt.

Beanspruchte Muskulatur

- Rückenstrecker (M. erector spinae)
- Gesäßmuskulatur (M. glutaeus maximus)
- Hüftstrecker (M. semitendinosus, M. semimembranosus, M. biceps femoris)

Übungen für die Brustmuskulatur

Liegestütz

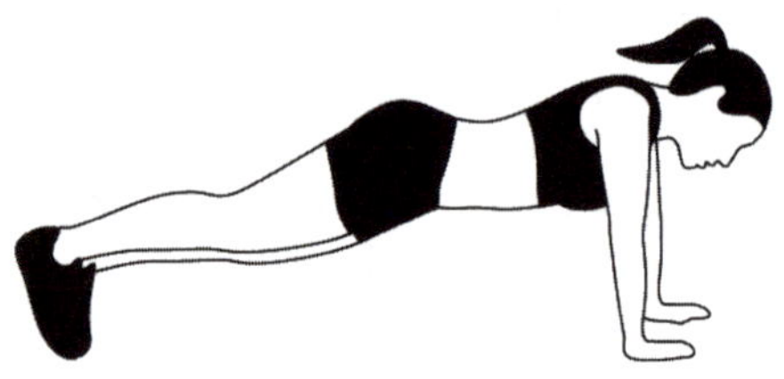

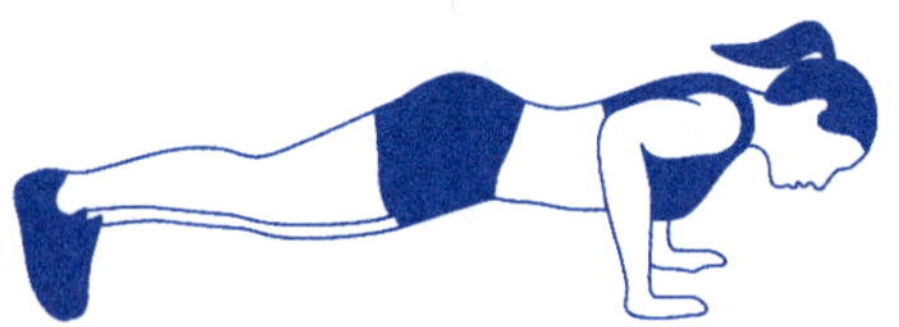

Ausgangsposition

Nehmen Sie den Vierfüßlerstand am Boden ein. Der Rücken ist gerade und der Kopf ist in Verlängerung der Wirbelsäule. Der Oberkörper wird auf den Händen abgestützt. Die Hände sind etwas mehr als schulterbreit auseinander. Die Fingerspitzen zeigen leicht nach innen. Der Unterkörper wird auf den Füßen abgestützt. Spannen Sie Gesäß- und Rumpfmuskulatur an.

Übungsausführung

Beugen Sie die Ellenbogen, bis sich der Oberkörper nur noch knapp über dem Boden befindet.

Anschließend strecken Sie die Ellenbogen und kehren wieder in die Ausgangsposition zurück.

Endposition

In der Endposition sind die Ellenbogen gebeugt. Der Oberkörper berührt fast den Boden. Der Rücken ist gerade und der Kopf in Verlängerung der Wirbelsäule. Gesäß- und Rumpfmuskulatur sind angespannt.

Beanspruchte Muskulatur

- Brustmuskulatur (M. pectoralis major)
- Schultermuskulatur (M. deltoideus, pars clavicularis)
- Armstrecker (M. triceps brachii)

!

Dips

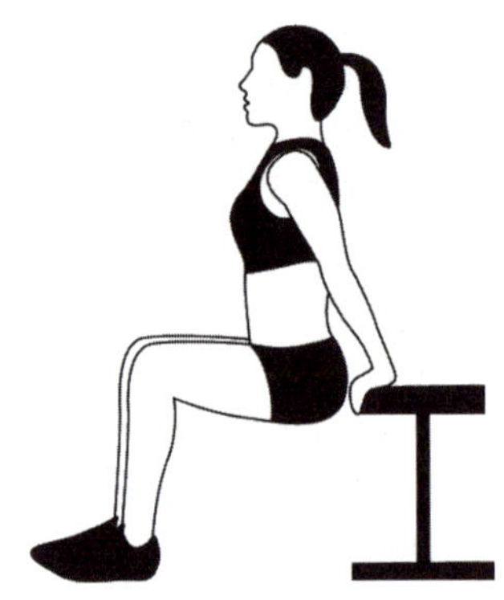

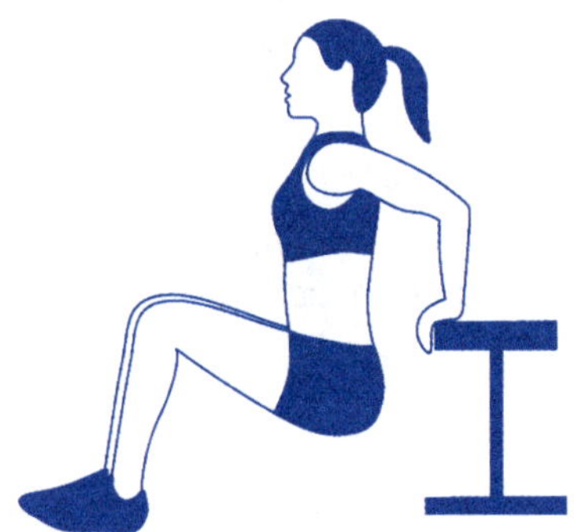

Ausgangsposition

Setzen Sie sich auf einen Stuhl und stützen Sie die Hände auf die Sitzfläche neben Ihre Hüften. Die Beine sind nach vorne ausgestreckt. Der komplette Fuß steht fest am Boden. Rutschen Sie mit dem Gesäß nach vorne in die Luft. Die Ellenbogen sind leicht gebeugt. Spannen Sie die Rumpfmuskulatur an.

Übungsausführung

Beugen Sie die Ellenbogen bis ca. 90°.

Anschließend strecken Sie die Ellenbogen und kehren wieder in die Ausgangsposition zurück.

Endposition

In der Endposition sind die Ellenbogen bis ca. 90° gebeugt. Der Oberkörper berührt fast den Boden. Der Rücken ist gerade und die Rumpfmuskulatur ist angespannt.

Beanspruchte Muskulatur

- Brustmuskulatur (M. pectoralis major)
- Schultermuskulatur (M. deltoideus, pars clavicularis)
- Armstrecker (M. triceps brachii)

Fliegende Bewegung mit dem Thera-Band

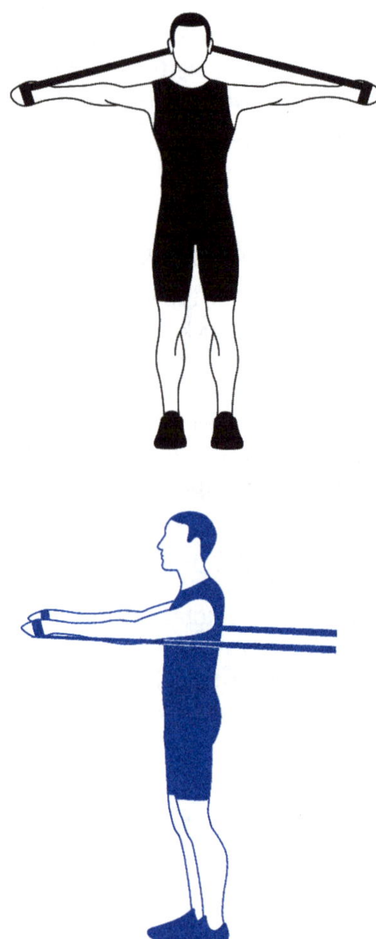

Ausgangsposition

Nehmen Sie einen stabilen, hüftbreiten Stand ein. Der Rücken ist gerade und der Kopf in Verlängerung der Wirbelsäule. Der Blick ist nach vorne gerichtet. Die Arme sind seitlich vom Körper abgespreizt und greifen ein Thera-Band, welches an einer Tür oder an der Wand auf etwa Schulterhöhe befestigt ist. Die Ellenbogen sind leicht gebeugt. Das Band ist auf Spannung. Spannen Sie die Rumpfmuskulatur an.

Übungsausführung

Führen Sie die Arme halbkreisförmig vor dem Körper, bis sich die Hände auf Höhe der Brustwarzen berühren.

Anschließend wieder in die Ausgangsposition zurückkehren.

Endposition

In der Endposition befinden sich die Hände auf Höhe der Brustwarzen. Die Ellenbogen sind leicht gebeugt. Der Rücken ist gerade und der Kopf in Verlängerung der Wirbelsäule. Die Rumpfmuskulatur ist angespannt.

Beanspruchte Muskulatur

- Brustmuskulatur (M. pectoralis major)
- Schultermuskulatur (M. deltoideus, pars clavicularis)

Brustdrücken mit dem Thera-Band

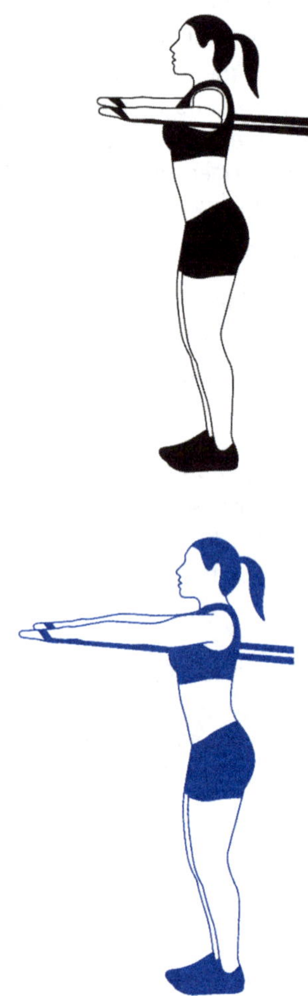

Ausgangsposition

Nehmen Sie einen stabilen, hüftbreiten Stand ein. Der Rücken ist gerade und der Kopf in Verlängerung der Wirbelsäule. Die Arme sind seitlich vom Körper abgespreizt und greifen ein Thera-Band, welches an einer Tür oder an der Wand auf Schulterhöhe befestigt ist. Die Ellenbogen sind gebeugt. Das Band ist auf Spannung. Spannen Sie die Rumpfmuskulatur an.

Übungsausführung

Führen Sie die Arme halbkreisförmig vor den Körper, bis sich die Hände auf Höhe der Brustwarzen berühren. Die Ellenbogen werden dabei nahezu bis zur Endstellung des Gelenks gestreckt.

Anschließend wieder in die Ausgangsposition zurückkehren.

Endposition

In der Endposition befinden sich die Hände auf Höhe der Brustwarzen. Die Ellenbogen sind nur noch leicht gebeugt. Der Rücken ist gerade und der Kopf in Verlängerung der Wirbelsäule. Die Rumpfmuskulatur ist angespannt.

Beanspruchte Muskulatur

- Brustmuskulatur (M. pectoralis major)
- Schultermuskulatur (M. deltoideus, pars clavicularis)
- Armstrecker (M. triceps brachii)

!

Schulteradduktion mit dem Thera-Band

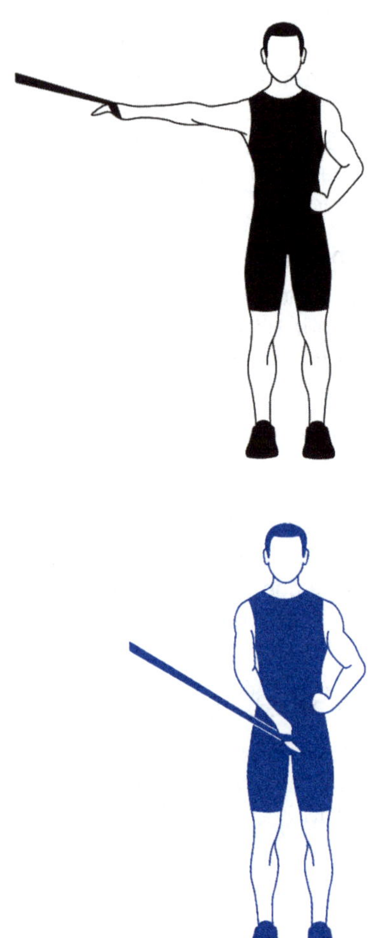

Ausgangsposition

Nehmen Sie einen stabilen, hüftbreiten Stand ein. Der Rücken ist gerade und der Kopf in Verlängerung der Wirbelsäule. Der Blick ist nach vorne gerichtet. Ein Arm ist in Schulterhöhe seitlich vom Körper abgespreizt und greift ein Thera-Band, welches an einer Tür oder an der Wand auf Kopfhöhe befestigt ist. Der freie Arm wird an die Hüfte gelegt. Spannen Sie die Rumpfmuskulatur an. Das Band ist auf Spannung.

Übungsausführung

Führen Sie den arbeitenden Arm zum Körper, bis sich die Hand auf Höhe des Bauchnabels befindet.

Anschließend wieder in die Ausgangsposition zurückkehren.

Endposition

In der Endposition befindet sich die arbeitende Hand auf Höhe des Bauchnabels. Der Rücken ist gerade und der Kopf in Verlängerung der Wirbelsäule. Die Rumpfmuskulatur ist angespannt.

Beanspruchte Muskulatur

- Brustmuskulatur (M. pectoralis major)
- Schultermuskulatur (M. deltoideus, pars clavicularis)

!

Übungen für die Rumpfmuskulatur

Gerader Crunch

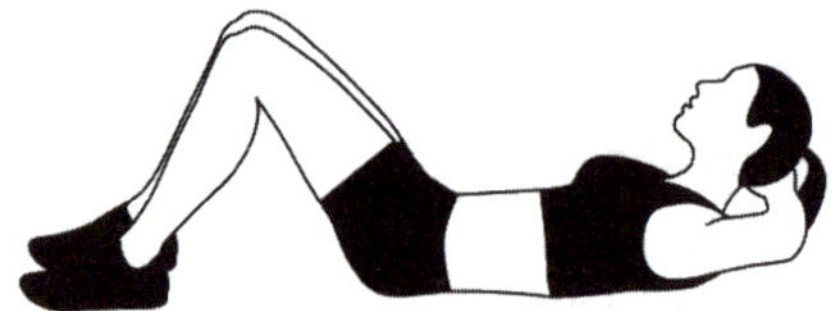

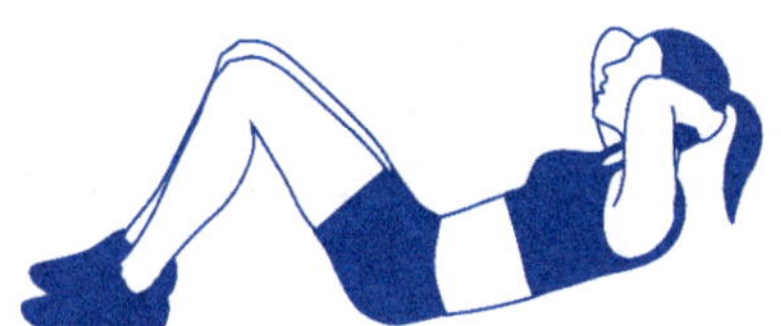

Ausgangsposition

Nehmen Sie die Rückenlage auf dem Boden ein. Die Beine sind angewinkelt und die Fersen fest am Boden. Die Arme sind seitlich am Kopf angelegt. Der Kopf ist angehoben. Das Kinn ist eine Faustbreit vom Brustbein entfernt. Bauen Sie eine Grundspannung in der Bauchmuskulatur auf.

Übungsausführung

Beugen Sie die Wirbelsäule. Der Schultergürtel wird bis zur Lendenwirbelsäule vom Boden aufgerollt.

Anschließend wieder in die Ausgangsposition zurückkehren.

Endposition

In der Endposition ist der Schultergürtel in der Luft. Die Lendenwirbelsäule liegt auf dem Boden auf. Die Bauchmuskulatur ist angespannt.

Beanspruchte Muskulatur

- Gerader Bauchmuskel (M. rectus abdominis)
- Schräge Bauchmuskeln (M. obliquus externus abdominis, M. obliquus internus abdominis)
- Querverlaufender Bauchmuskel (M. transversus abdominis)

Diagonaler Crunch

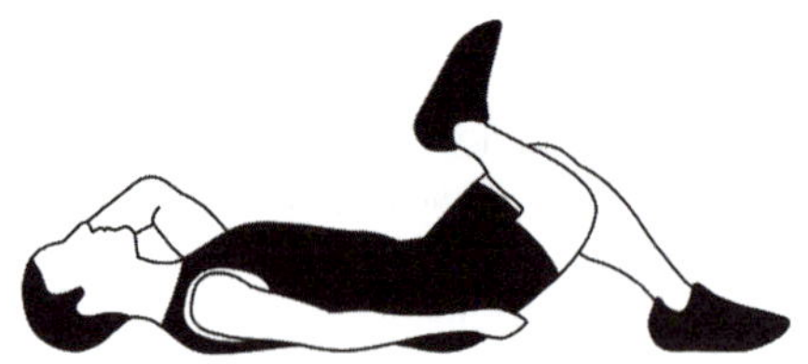

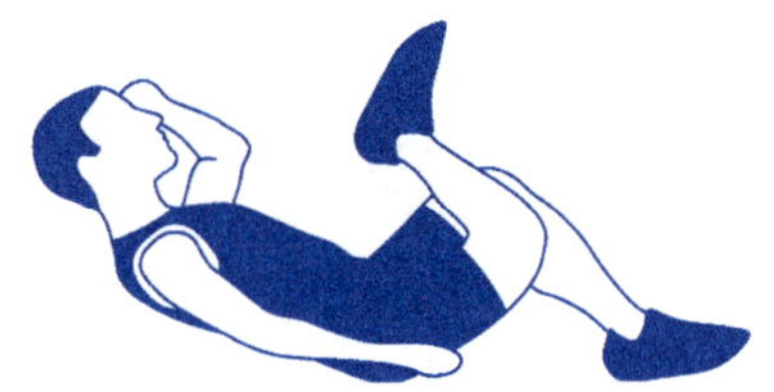

Ausgangsposition

Nehmen Sie die Rückenlage auf dem Boden ein. Ein Bein ist angewinkelt und die Ferse fest am Boden. Das andere Bein liegt überschlagen auf dem angewinkelten Bein. Eine Hand wird seitlich am Kopf platziert. Der andere Arm liegt seitlich neben dem Körper am Boden. Der Kopf ist angehoben. Das Kinn ist eine Faustbreit vom Brustbein entfernt. Bauen Sie eine Grundspannung in der Bauchmuskulatur auf.

Übungsausführung

Beugen und drehen Sie die Wirbelsäule. Der Schultergürtel auf der gleichen Seite des angewinkelten Beins wird bis zur Lendenwirbelsäule diagonal vom Boden aufgerollt. Dabei nähern sich Schultern und überschlagenes Knie an.

Anschließend wieder in die Ausgangsposition zurückkehren.

Endposition

In der Endposition der Schultergürtel, auf der gleichen Seite des angewinkelten Beins, wird bis zur Lendenwirbelsäule diagonal vom Boden aufgerollt. Die Lendenwirbelsäule liegt auf dem Boden auf. Die Bauchmuskulatur ist angespannt.

Beanspruchte Muskulatur

- Gerader Bauchmuskel (M. rectus abdominis)
- Schräge Bachmuskeln (M. obliquus externus abdominis, M. obliquus internus abdominis)

Beckenheben

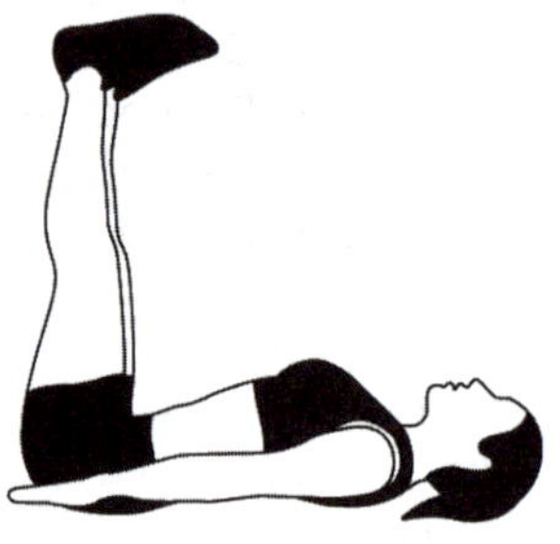

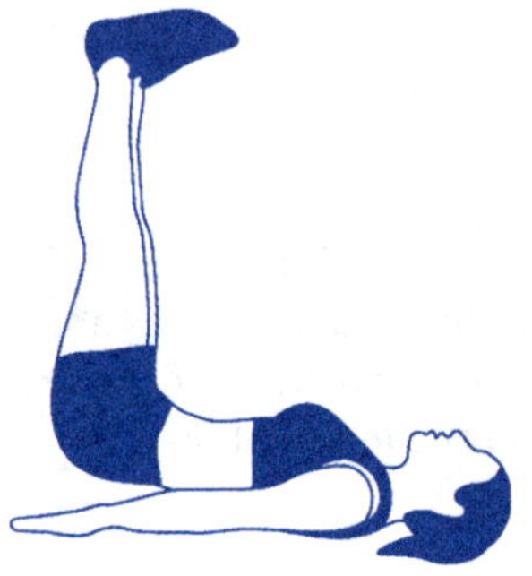

Ausgangsposition

Nehmen Sie die Rückenlage auf dem Boden ein. Die Beine sind senkrecht in die Luft gestreckt. Der Schultergürtel bleibt fest am Boden. Die Arme liegen seitlich neben dem Körper am Boden. Bauen Sie eine Grundspannung in der Bauchmuskulatur auf.

Übungsausführung

Heben Sie das Becken an. Die Füße werden in Richtung Decke nach oben bewegt.

Anschließend wieder in die Ausgangsposition zurückkehren.

Endposition

In der Endposition ist das Becken angehoben. Die Lendenwirbelsäule ist in der Luft. Der Schultergürtel und die Arme liegen fest am Boden. Die Bauchmuskulatur ist angespannt.

Beanspruchte Muskulatur

- Gerader Bauchmuskel (M. rectus abdominis)
- Schräge Bauchmuskeln (M. obliquus externus abdominis, M. obliquus internus abdominis)

Seitstütz

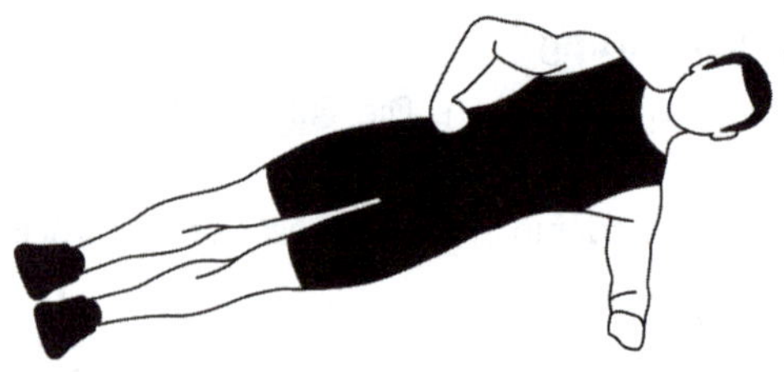

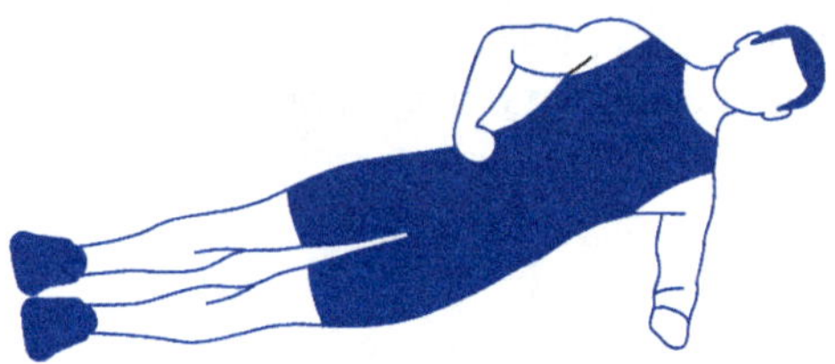

Ausgangsposition

Nehmen Sie den seitlichen Ellenbogenstütz am Boden ein. Der Oberkörper wird auf dem untenliegenden Arm abgestützt. Der Unterkörper wird auf dem untenliegenden Fuß abgestützt. Die Beine liegen übereinander. Oberkörper und Oberschenkel bilden eine Linie. Der Kopf ist in Verlängerung der Wirbelsäule. Der Blick ist geradeaus gerichtet. Spannen Sie die Rumpfmuskulatur an.

Übungsausführung

Senken Sie das Becken bis knapp über dem Boden ab.

Anschließend heben Sie das Becken und kehren wieder in die Ausgangsposition zurück.

Endposition

In der Endposition ist das Becken knapp über dem Boden. Der Rücken ist gerade und der Kopf in Verlängerung der Wirbelsäule. Die Rumpfmuskulatur ist angespannt.

Beanspruchte Muskulatur

- Schräge Bauchmuskeln (M. obliquus externus abdominis, M. obliquus internus abdominis)
- Rückenstrecker (M. erector spinae)

Unterarmstütz

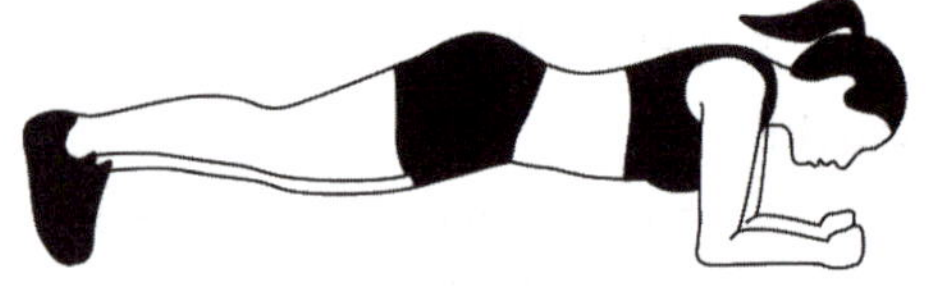

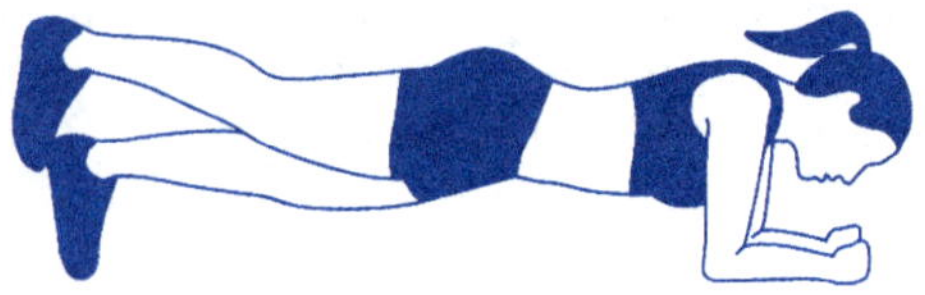

Ausgangsposition

Nehmen Sie den Vierfüßlerstand am Boden ein. Der Rücken ist gerade und der Kopf ist in Verlängerung der Wirbelsäule. Der Blick ist zum Boden gerichtet. Der Oberkörper wird auf die Unterarme abgestützt. Der Unterkörper wird auf den Füßen abgestützt. Spannen Sie Gesäß- und Rumpfmuskulatur an.

Übungsausführung

Heben Sie ein Bein um eine Schuhlänge vom Boden ab.

Anschließend wieder in die Ausgangsposition zurückkehren.

Endposition

In der Endposition ist ein Bein angehoben. Der Rücken ist gerade und der Kopf ist in Verlängerung der Wirbelsäule. Gesäß- und Rumpfmuskulatur sind angespannt.

Beanspruchte Muskulatur

- Gerader Bauchmuskel (M. rectus abdominis)
- Schräge Bauchmuskeln (M. obliquus externus abdominis, M. obliquus internus abdominis)
- Rückenstrecker (M. erector spinae)
- Gesäßmuskulatur (M. glutaeus maximus)

Rumpfseitheben am Boden

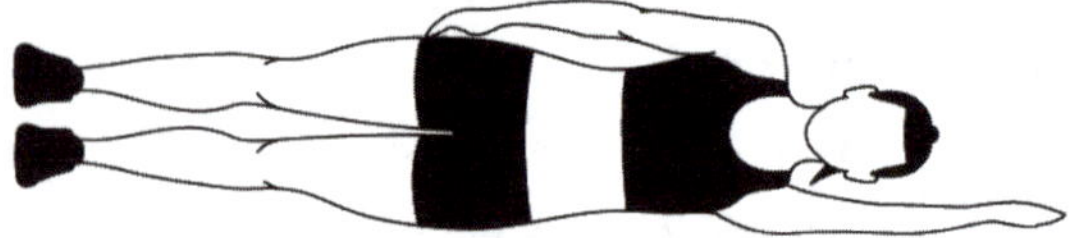

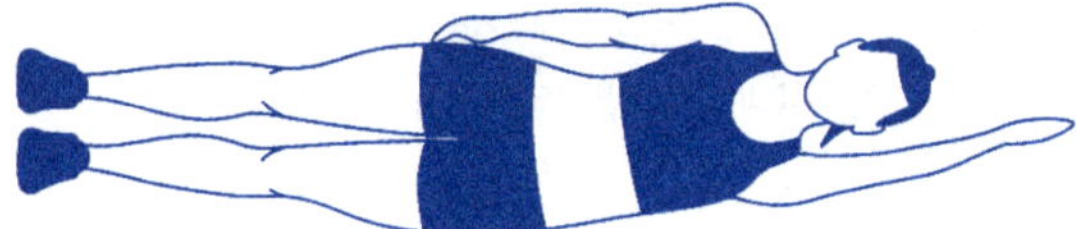

Ausgangsposition

Nehmen Sie die seitliche Lage am Boden ein. Beide Beine sind gestreckt und angehoben. Der untenliegende Arm ist ebenfalls gestreckt. Der obenliegende Arm ruht auf der Hüfte. Spannen Sie Gesäß- und Rumpfmuskulatur an.

Übungsausführung

Heben Sie den Oberkörper seitlich an. Die Bewegungsamplitude ist relativ gering.

Anschließend wieder in die Ausgangsposition zurückkehren.

Endposition

In der Endposition ist der Oberkörper etwas angehoben. Beide Beine sind in der Luft. Das Becken ist fest am Boden. Der obenliegende Arm ruht auf dem Becken.

Gesäß- und Rumpfmuskulatur sind angespannt.

Beanspruchte Muskulatur

- Schräge Bauchmuskeln (M. obliquus externus abdominis, M. obliquus internus abdominis)
- Rückenstrecker (M. erector spinae)
- Gesäßmuskulatur (M. glutaeus maximus)

Rumpfrotation am Boden

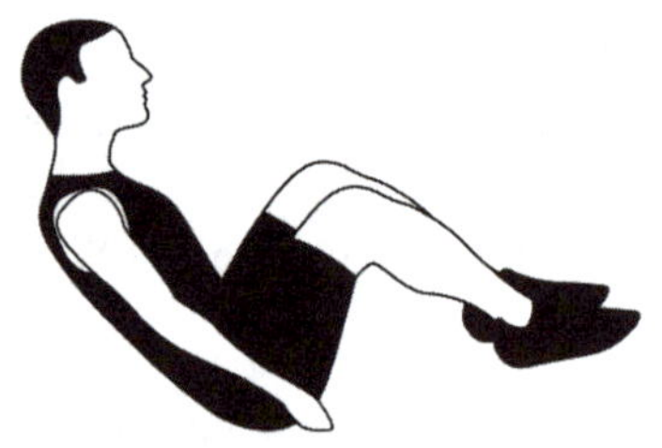

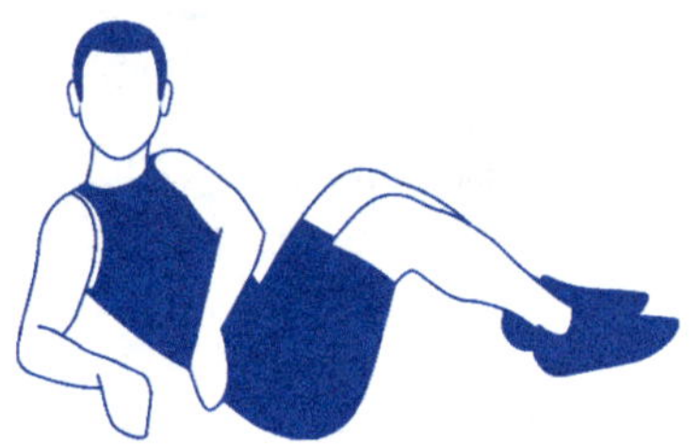

Ausgangsposition

Setzten Sie sich auf den Boden. Die Beine sind angewinkelt und leicht angehoben. Die Arme sind vor der Brust überkreuzt. Der Oberkörper ist leicht nach hinten gelehnt. Der Kopf ist angehoben. Das Kinn ist eine Faustbreit vom Brustbein entfernt. Bauen Sie eine Grundspannung in der Bauchmuskulatur auf.

Übungsausführung

Rotieren Sie mit der Wirbelsäule auf eine Seite. Die Schulter nähert sich dem gegenüberliegenden Knie an.

Anschließend wieder in die Ausgangsposition zurückkehren.

Endposition

In der Endposition rotiert die Wirbelsäule. Die Schulter ist dem gegenüberliegenden Knie angenähert. Beide Arme befinden sich auf der eingedrehten Seite des Körpers und die Finger berühren leicht den Boden. Die Bauchmuskulatur ist angespannt.

Beanspruchte Muskulatur

- Schräge Bauchmuskeln (M. obliquus externus abdominis, M. obliquus internus abdominis)
- Rückenstrecker (M. erector spinae)

!

Rumpfseitbeugen mit dem Thera-Band

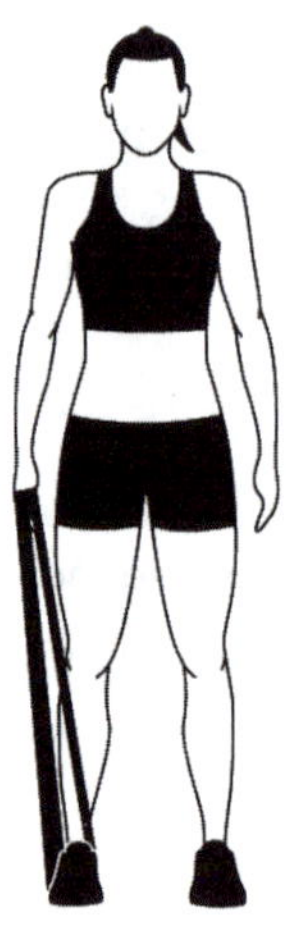

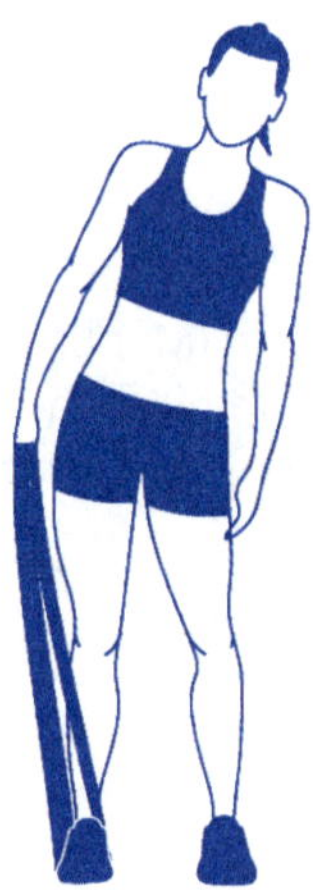

Ausgangsposition

Nehmen Sie einen stabilen, hüftbreiten Stand ein. Ein Fuß steht mittig auf dem Thera-Band. Die Knie sind leicht gebeugt. Beide Enden des Bandes sind um eine Hand gewickelt. Das Band ist in Spannung. Spannen Sie die Bauchmuskulatur an.

Übungsausführung

Beugen Sie den Oberkörper zur Seite. Der Oberkörper nähert sich dem Becken an.

Anschließend wieder in die Ausgangsposition zurückkehren.

Endposition

In der Endposition ist der Oberkörper zur Seite gebeugt. Oberkörper und Becken sind angenähert. Der Arm, der das Thera-Band hält, ist gestreckt. Die Bauchmuskulatur ist angespannt.

Beanspruchte Muskulatur

- Schräge Bauchmuskeln (M. obliquus externus abdominis, M. obliquus internus abdominis)
- Rückenstrecker (M. erector spinae)

Standwaage

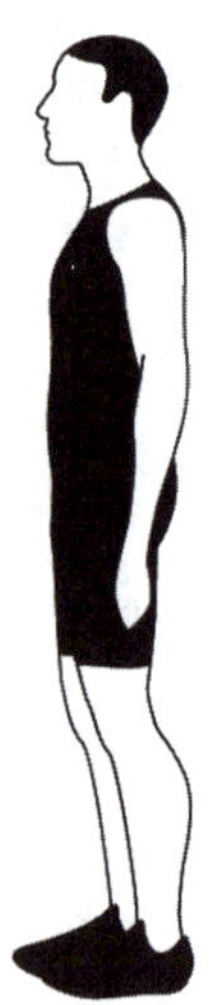

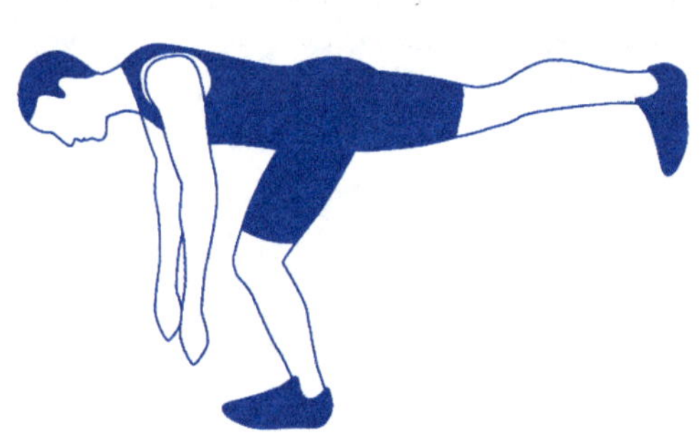

Ausgangsposition

Nehmen Sie einen stabilen, hüftbreiten Stand ein. Die Knie sind leicht gebeugt. Der Rücken ist gerade und der Blick ist geradeaus gerichtet. Die Arme hängen seitlich neben dem Körper herab. Spannen Sie Bauch- und Gesäßmuskulatur an.

Übungsausführung

Kippen Sie den Oberkörper nach vorne unten und strecken Sie gleichzeitig ein Bein nach hinten oben.

Anschließend wieder in die Ausgangsposition zurückkehren.

Endposition

In der Endposition bilden der Oberkörper und das angehobene Bein eine Linie. Die Arme hängen auf Höhe der Schultern herab. Der Rücken ist gerade und der Kopf in Verlängerung der Wirbelsäule.

Beanspruchte Muskulatur

- Gerader Bauchmuskel (M. rectus abdominis)
- Rückenstrecker (M. erector spinae)
- Gesäßmuskulatur (M. glutaeus maximus)
- Hüftstrecker (M. semitendinosus, M. semimembranosus, M. biceps femoris)

Übungen für die Schulter- und Armmuskulatur

Seitheben

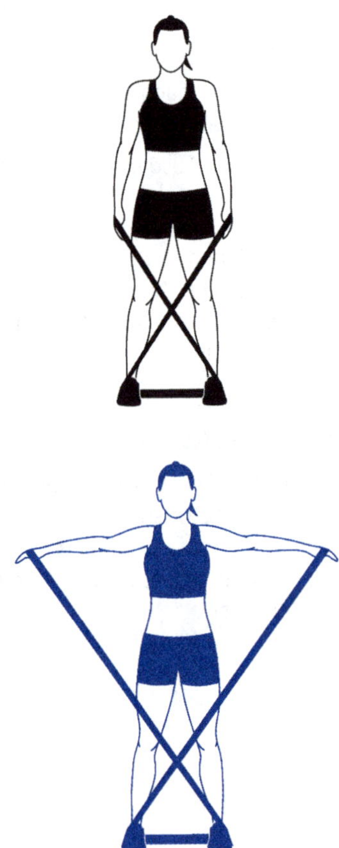

Ausgangsposition

Nehmen Sie einen stabilen, hüftbreiten Stand ein. Der Rücken ist gerade und der Kopf in Verlängerung der Wirbelsäule. Der Blick ist nach vorne gerichtet. Halten Sie zwei Wasserflaschen, Bücher oder ein Thera-Band seitlich neben dem Körper. Die Ellenbogen sind leicht gebeugt. Spannen Sie die Rumpfmuskulatur an.

Übungsausführung

Heben Sie die Arme bis Schulterhöhe an. Die Handflächen zeigen dabei nach unten.

Anschließend wieder in die Ausgangsposition zurückkehren.

Endposition

In der Endposition befinden sich die Arme seitlich vom Körper auf Höhe der Schultern. Die Ellenbogen sind leicht gebeugt. Der Rücken ist gerade und der Kopf in Verlängerung der Wirbelsäule. Die Rumpfmuskulatur ist angespannt.

Beanspruchte Muskulatur

- Schultermuskulatur (M. deltoideus, pars acromialis)
- Obergrätenmuskel (M. supraspinatus)

Frontheben

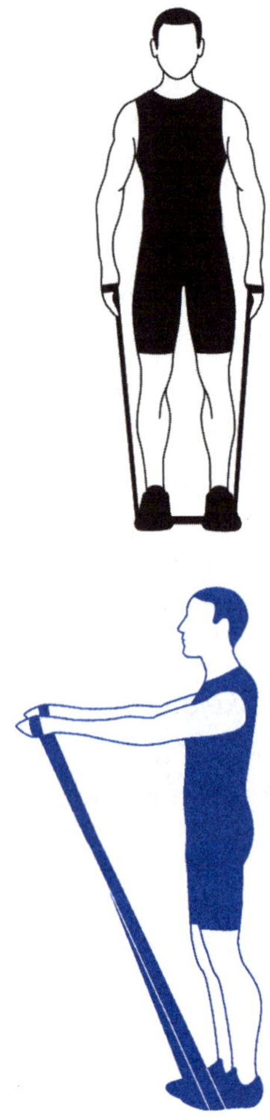

Ausgangsposition

Nehmen Sie einen stabilen, hüftbreiten Stand ein. Der Rücken ist gerade und der Kopf in Verlängerung der Wirbelsäule. Der Blick ist nach vorne gerichtet. Halten Sie zwei Wasserflaschen, Bücher oder ein Thera-Band vor den Oberschenkeln. Die Ellenbogen sind leicht gebeugt. Spannen Sie die Rumpfmuskulatur an.

Übungsausführung

Heben Sie die Arme nach vorne bis Schulterhöhe an. Die Handflächen zeigen dabei nach unten.

Anschließend wieder in die Ausgangsposition zurückkehren.

Endposition

In der Endposition befinden sich die Arme vor dem Körper auf Höhe der Schultern. Die Ellenbogen sind leicht gebeugt. Der Rücken ist gerade und der Kopf in Verlängerung der Wirbelsäule. Die Rumpfmuskulatur ist angespannt.

Beanspruchte Muskulatur

- Schultermuskulatur (M. deltoideus, pars clavicularis)
- Armbeuger (M. biceps brachii)

!

Vorgebeugtes Seitheben

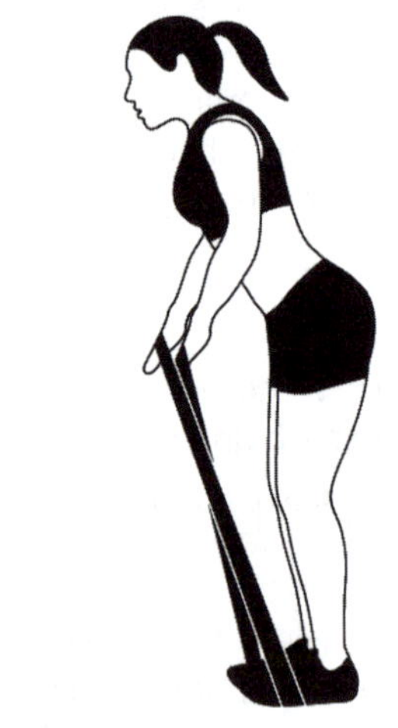

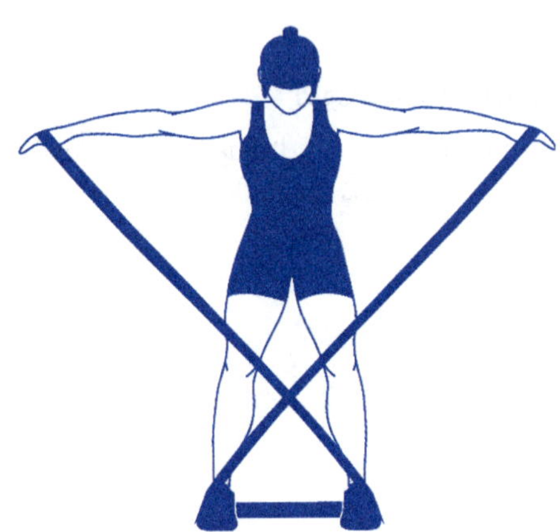

Ausgangsposition

Nehmen Sie einen stabilen, hüftbreiten Stand ein. Der Oberkörper ist leicht vorgebeugt. Der Rücken ist gerade und der Kopf in Verlängerung der Wirbelsäule. In jeder Hand halten Sie seitlich neben dem Körper eine Wasserflasche, ein Buch oder das Thera-Band. Die Ellenbogen sind in der Ausgangsposition leicht gebeugt. Spannen Sie Rumpf- und Gesäßmuskulatur an.

Übungsausführung

Heben Sie die Arme bis zur Schulterhöhe seitlich an.

Anschließend wieder in die Ausgangsposition zurückkehren.

Endposition

In der Endposition befinden sich die Arme seitlich vom Körper auf Höhe der Schultern. Der Oberkörper ist leicht vorgebeugt. Rumpf- und Gesäßmuskulatur sind angespannt.

Beanspruchte Muskulatur

- Schultermuskulatur (M. deltoideus, pars spinata)

Aufrechtes Rudern

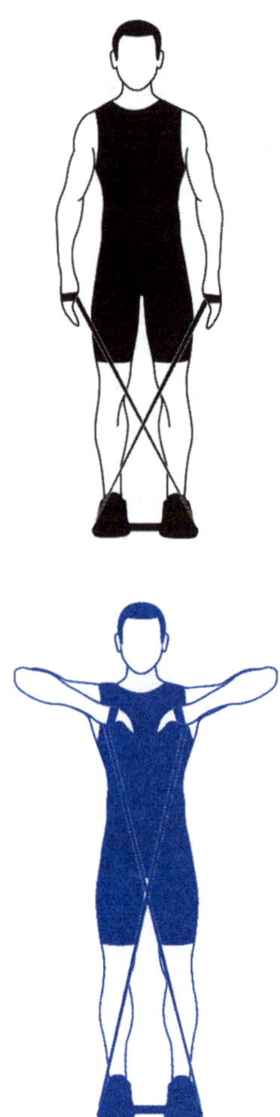

Ausgangsposition

Nehmen Sie einen stabilen, hüftbreiten Stand ein. Der Rücken ist gerade und der Kopf in Verlängerung der Wirbelsäule. Der Blick ist nach vorne gerichtet. Die Arme greifen vor dem Körper das Thera-Band. Das Thera-Band wird über Kreuz gehalten. Das Band ist in Spannung. Die Ellenbogen sind in der Ausgangsposition leicht gebeugt. Spannen Sie Rumpf- und Gesäßmuskulatur an.

Übungsausführung

Ziehen Sie die Arme eng am Körper bis zur Schulterhöhe. Die Ellenbogen werden dabei gebeugt.

Anschließend wieder in die Ausgangsposition zurückkehren.

Endposition

In der Endposition befinden sich die Hände auf Höhe der Schultern. Die Ellenbogen sind gebeugt, die Arme seitlich vom Körper abgespreizt. Rumpf- und Gesäßmuskulatur sind angespannt.

Beanspruchte Muskulatur

- Schultermuskulatur (M. deltoideus, pars acromialis)
- Trapezmuskel (M. trapezius, pars descendens)
- Armbeuger (M. biceps brachii)

Schulterdrücken

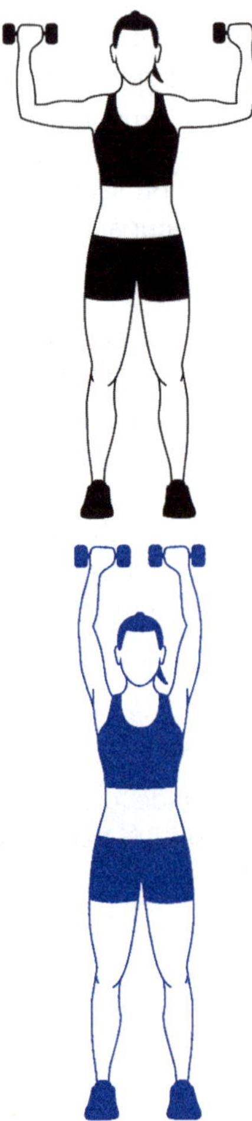

Ausgangsposition

Nehmen Sie einen stabilen, hüftbreiten Stand ein. Der Rücken ist gerade und der Kopf in Verlängerung der Wirbelsäule. Der Blick ist nach vorne gerichtet. Die Arme werden seitlich vom Körper abgespreizt. Die Ellenbogen sind um ca. 90° gebeugt. In den Händen halten Sie gleich schwere Wasserflaschen oder Bücher. Die Hände befinden sich auf Höhe der Ohren. Spannen Sie die Rumpfmuskulatur an.

Übungsausführung

Drücken Sie die Arme nach oben über den Kopf, bis die Ellenbogen nur noch leicht gebeugt sind.

Anschließend wieder in die Ausgangsposition zurückkehren.

Endposition

In der Endposition sind die Ellenbogen nur noch leicht gebeugt. Die Hände berühren sich nahezu. Die Rumpfmuskulatur ist angespannt.

Beanspruchte Muskulatur

- Schultermuskulatur (M. deltoideus, pars clavicularis)
- Armstrecker (M. triceps brachii)

Armbeugen im Stand

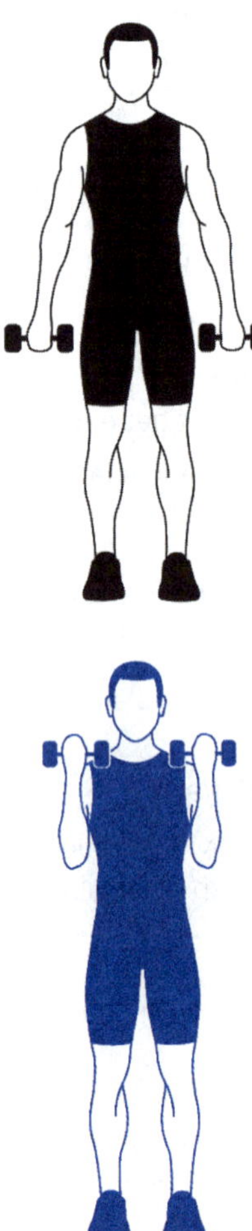

Ausgangsposition

Nehmen Sie einen stabilen, hüftbreiten Stand ein. Der Rücken ist gerade und der Kopf in Verlängerung der Wirbelsäule. Der Blick ist nach vorne gerichtet. Die Arme hängen schulterbreit neben dem Körper herab. Greifen Sie zwei gleich schwere Wasserflaschen oder Bücher von unten. Die Ellenbogen sind leicht gebeugt. Spannen Sie die Rumpfmuskulatur an.

Übungsausführung

Beugen Sie die Ellenbogen so weit wie möglich.

Anschließend wieder in die Ausgangsposition zurückkehren.

Endposition

In der Endposition sind die Ellenbogen so weit wie möglich gebeugt. Die Rumpfmuskulatur ist angespannt.

Beanspruchte Muskulatur

- Armbeuger (M. biceps brachii, M. brachioradialis, M. brachialis)

Armbeugen im Sitzen

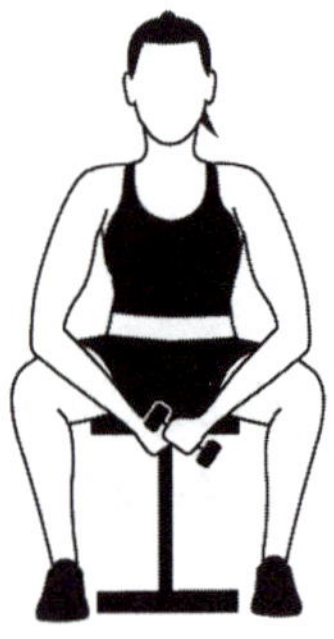

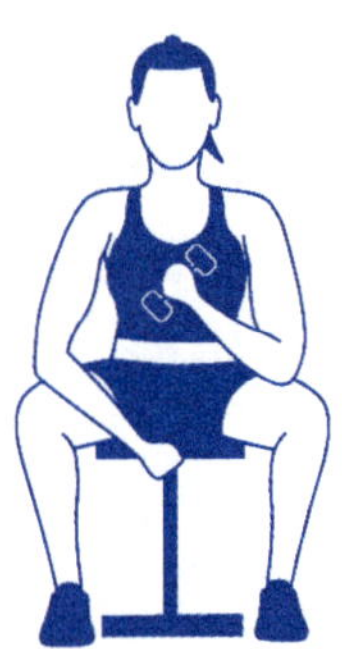

Ausgangsposition

Nehmen Sie eine stabile Sitzposition auf einem Stuhl oder der Bettkante ein. Der Oberkörper ist nach vorne gebeugt und wird mit einem Arm auf dem Oberschenkel abgestützt. Der andere Arm wird an der Innenseite des Oberschenkels angelehnt und hängt herab. Sie halten in diesem Arm eine Wasserflasche oder ein Buch. Der Ellenbogen ist leicht gebeugt.

Übungsausführung

Beugen Sie den Ellenbogen so weit wie möglich.

Anschließend wieder in die Ausgangsposition zurückkehren.

Endposition

In der Endposition ist der Ellenbogen des arbeitenden Arms so weit wie möglich gebeugt. Der andere Arm stützt den Oberkörper auf dem Oberschenkel ab.

Beanspruchte Muskulatur

- Armbeuger (M. biceps brachii, M. brachioradialis, M. brachialis)

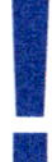

Armstrecken mit dem Thera-Band

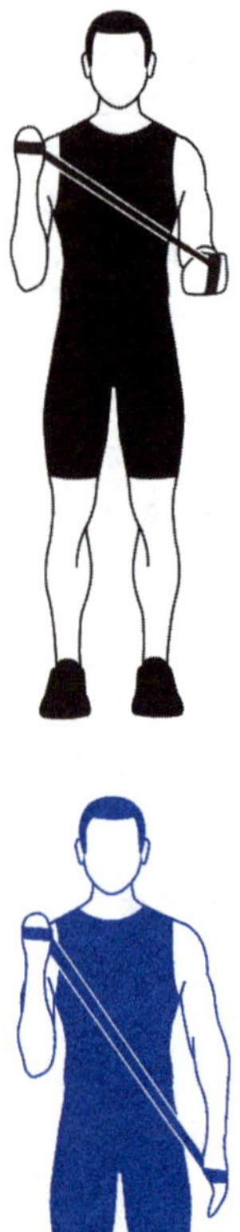

Ausgangsposition

Nehmen Sie einen stabilen, hüftbreiten Stand ein. Der Rücken ist gerade und der Kopf in Verlängerung der Wirbelsäule. Der Blick ist nach vorne gerichtet. Wickeln Sie die Enden des Thera-Bands um Ihre Hände. Das Band ist in Spannung. Ein Arm wird im Ellenbogengelenk gebeugt und auf Schulterhöhe gehalten. Der arbeitende Arm ist um ca. 90° gebeugt und liegt eng am Körper an. Spannen Sie die Rumpfmuskulatur an.

Übungsausführung

Strecken Sie den arbeitenden Arm nach unten, bis der Ellenbogen komplett gestreckt ist. Der Oberarm bleibt dabei am Körper.

Anschließend wieder in die Ausgangsposition zurückkehren.

Endposition

In der Endposition ist der Ellenbogen des arbeitenden Arms komplett gestreckt. Der Oberarm liegt eng am Körper an. Der andere Arm ist auf Schulterhöhe fixiert. Die Rumpfmuskulatur ist angespannt.

Beanspruchte Muskulatur

- Armstrecker (M. triceps brachii)

!

Armstrecken über Kopf mit dem Thera-Band

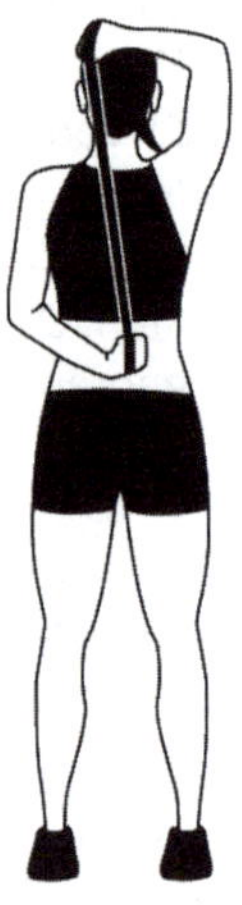

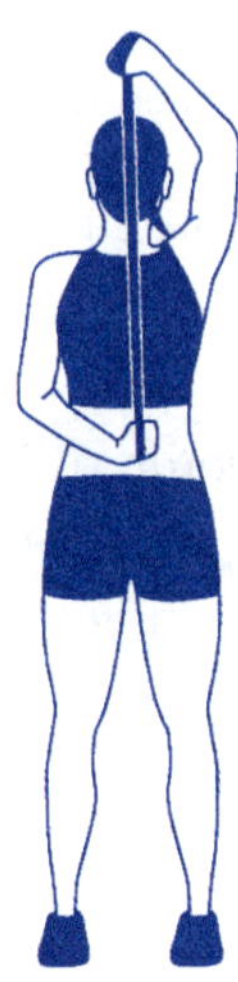

Ausgangsposition

Nehmen Sie einen stabilen, hüftbreiten Stand ein. Der Rücken ist gerade und der Kopf in Verlängerung der Wirbelsäule. Der Blick ist nach vorne gerichtet. Wickeln Sie die Enden des Thera-Bands um Ihre Hände. Das Band ist in Spannung. Ein Arm wird im Ellenbogengelenk gebeugt und hinter dem Körper gehalten. Der arbeitende Arm wird im Ellenbogengelenk maximal gebeugt und seitlich vom Kopf gehalten. Spannen Sie die Rumpfmuskulatur an.

Übungsausführung

Strecken Sie den arbeitenden Arm nach oben, bis der Ellenbogen komplett gestreckt ist.

Anschließend wieder in die Ausgangsposition zurückkehren.

Endposition

In der Endposition ist der Ellenbogen des arbeitenden Arms komplett gestreckt. Der andere Arm ist auf dem Rücken fixiert. Die Rumpfmuskulatur ist angespannt.

Beanspruchte Muskulatur

- Armstrecker (M. triceps brachii)

Trainingspläne

Mit dem Wissen über die Trainingslehre aus dem ersten Teil des Buches und den Übungen aus dem zweiten Teil sind Sie nun in der Lage, einen eigenen Trainingsplan für sich zu erstellen. Die nachfolgenden, beispielhaften Trainingspläne sollen Ihnen eine zusätzliche Hilfe sein. Nutzen Sie die Vielzahl der Übungen aus diesem Buch, um Ihren Körper ständig neuen Trainingsreizen auszusetzen und abwechslungsreiche und effektive Programme zu erstellen. Training ist ein zielorientierter und planmäßiger Prozess, um die Leistungsfähigkeit zu steigern. Wenn Sie das Ziel haben, Muskulatur aufzubauen, orientieren Sie sich bei der Trainingsplanung an den Methoden aus dem Kapitel „Muskelaufbau". Ist es Ihr Ziel, das Körpergewicht zu reduzieren, sind die Trainingsmethoden aus dem Kapitel „Abnehmen" die richtige Wahl. Zu beiden Trainingsmethoden finden Sie hier im letzten Kapitel beispielhafte Trainingspläne, die Sie gerne übernehmen und immer wieder anpassen und für sich entwickeln dürfen. Neben dem Krafttraining können Sie Ihr Training mit Ausdauerbelastungen wie Joggen oder Schwimmen ergänzen.

Zur physischen und psychischen Einstimmung auf das Training empfiehlt sich ein kurzes Aufwärmprogramm von ca. 5 Minuten. Zügiges Gehen auf der Stelle, Schulter- und Oberkörperkreisen und ein paar Kniebeugen mobilisieren das Herz-Kreislauf-System und bereiten Muskeln und Gelenke auf das nachfolgende Training vor. Gegen Muskelkater nach dem Training helfen warme Bäder und Saunagänge, da dadurch die Durchblutung der Muskulatur angeregt wird.

Beispielhafte Trainingspläne zum Muskelaufbau

Ganzkörpertraining für Anfänger

(1 bis 3 Trainingseinheiten pro Woche)

Das Ganzkörpertraining für Trainingsanfänger, die Muskulatur aufbauen möchten, besteht aus 6 bis 8 Übungen. Von jeder Übung werden 2 bis 3 Sätze mit je 6 bis 15 Wiederholungen absolviert. Die genauen Angaben zur Belastungsdosierung eines Krafttrainings finden Sie auf Seite 22.

Achten Sie beim Erstellen Ihres Trainingsplans darauf, möglichst eine Übung für jede Muskelgruppe auszuwählen. Wenn Sie einen Schwerpunkt für eine bestimmte Körperpartie setzen möchten, wählen Sie für diese einfach zwei bis drei Übungen aus. Arbeiten Sie bei Bedarf auch mit den Methoden zur Intensitätssteigerung, die auf Seite 23 erklärt werden.

- *Kniebeugen*
- *Brustdrücken mit dem Thera-Band*
- *Vorgebeugtes Rudern*
- *Seitheben*
- *Oberkörperanheben in Bauchlage*
- *Gerader Crunch*
- *Diagonaler Crunch*

Split-Training für Fortgeschrittene

(4 bis 6 Trainingseinheiten pro Woche)

Bei einem Split-Training für Fortgeschrittene wird der Körper in zwei Partien aufgeteilt. Während einer Einheit konzentriert sich somit die gesamte Trainingsbelastung auf einige ausgewählte Muskeln. Jede Trainingseinheit wird 2- bis 3-mal pro Woche durchgeführt. Die genauen Angaben zur Belastungsdosierung eines Krafttrainings finden Sie auf Seite 22. Intensitätstechniken ab Seite 23.

Trainingseinheit I (Beine, Rücken und Bizeps)

- *Ausfallschritte*
- *Gekreuzte Ausfallschritte*
- *Zug zum Nacken*
- *Diagonalheben*
- *Armbeugen im Stehen*
- *Armbeugen im Sitzen*

Trainingseinheit II (Brust, Trizeps und Bauch)

- *Liegestütz*
- *Dips*
- *Schulteradduktion*
- *Seitstütz*
- *Beckenheben*
- *Armstrecken über Kopf*

Beispielhafte Trainingspläne zur Gewichtsreduktion

Zirkeltraining für Anfänger

(2 Trainingseinheiten pro Woche)

Das Zirkeltraining für Trainingsanfänger, die Körperfett reduzieren möchten, besteht aus 4 bis 6 Übungen. Von jeder Übung werden 15 bis 20 Wiederholungen absolviert. Das Training dauert 30 Minuten und Sie versuchen so viele Runden, also Sätze pro Übung, wie möglich zu schaffen. Die genauen Angaben zur Belastungsdosierung eines Abnehmtrainings finden Sie auf Seite 40.

Achten Sie beim Erstellen Ihres Trainingsplans darauf, besonders Übungen für große Muskeln wie die Beine oder den Rücken zu verwenden, da dadurch mehr Energie verbrannt wird.

- *Hüftabduktion*
- *Hüftadduktion*
- *Hüftstrecken in Rückenlage*
- *Fliegende Bewegungen mit dem Thera-Band*
- *Oberkörperanheben in Bauchlage*

Zirkeltraining für Fortgeschrittene

(4 Trainingseinheiten pro Woche)

Das Zirkeltraining für Fortgeschrittene, die Körperfett reduzieren möchten, besteht ebenfalls aus 4 bis 6 Übungen. Von jeder Übung werden 15 bis 20 Wiederholungen absolviert. Das Training dauert 30 bis 40 Minuten und Sie versuchen so viele Runden, also Sätze pro Übung, wie möglich zu schaffen. Die genauen Angaben zur Belastungsdosierung eines Abnehmtrainings finden Sie auf Seite 40.

Achten Sie beim Erstellen Ihres Trainingsplans besonders darauf, Übungen, die große Muskeln wie die Beine oder den Rücken trainieren, zu verwenden, da dadurch mehr Energie verbrannt wird.

- *Ausfallschritte*
- *Gekreuzte Ausfallschritte*
- *Dips*
- *Frontheben*
- *Oberkörperaufrichten*
- *Unterarmstütz*

Literaturverzeichnis

American College of Sports Medicine: Position stand on progression models in resistance training for healthy adults. Medicine and Science in Sports and Exercise 41 (2009), 3, S. 687–708.

American Dietetic Association: Position of the American Dietetic Association: Weight Management. Journal of the American Dietetic Association 109 (2009), 2, S. 330–346.

Bird, S. P./Tarpenning, K. M./Marino, F. E.: Designing resistance training programmes to enhance muscular fitness. A review of the acute programme variables. Sports Medicine 35 (2005), 10, S. 841–851.

Boeckh-Behrens, W.-U./Buskies, W.: Fitness-Krafttraining. Die besten Übungen und Methoden für Sport und Gesundheit, 17. Aufl. 2016.

Buskies, W.: Sanftes Krafttraining nach dem subjektiven Belastungsempfinden versus Training bis zur Ausbelastung. Deutsche Zeitschrift für Sportmedizin 50 (1999), 10, S. 316–320.

Buskies, W./Kläger, G./Riedel, H.: Möglichkeiten zur Steuerung der Belastungsintensität für ein breitensportlich orientiertes Laufausdauertraining. Deutsche Zeitschrift für Sportmedizin 43 (1992), 6, S. 248–260.

Feigenbaum, M. S./Pollock, M. L.: Prescription of resistance training for health and disease. Medicine and Science in Sports and Exercise 31 (1999), 1, S. 38–45.

Fröhlich, M./Schmidtbleicher, D.: Trainingshäufigkeit im Krafttraining – ein metaanalytischer Zugang. Deutsche Zeitschrift für Sportmedizin 59 (2008), 2.

Fröhlich, M./Emrich, E./Schmidtbleicher, D.: Outcome effects of single-set versus multiple-set training. An advanced replication study. Research in Sports Medicine 18 (2010), 3, S. 157–175.

Güllich, A./Schmidtbleicher, D.: Struktur der Kraftfähigkeiten und ihrer Trainingsmethoden. Deutsche Zeitschrift für Sportmedizin 50 (1999), 7+8, S. 223–234.

Martin, D./Carl, K./Lehnertz, K.: Handbuch Trainingslehre, 2001.

Schiffer, T./Geisler, S./Knicker, A./Mierau, A.: Einführung in das Krafttraining, 2010.

Tremblay, A./Simoneau, J. A./Bouchard, C.: Impact of exercise intensity on body fatness and skeletal muscle metabolism. Metabolism 43 (1994), 7, S. 814–818.

Wilson, J. M./Duncan, N. M./Marin, P. J./Brown, L. E./Loenneke, J. P./Wilson, S. M. C./Jo, E./Lowery, R. P./Ugrinowitsch, C.: Meta-analysis of postactivation potentiation and power: effects of conditioning activity, volume, gender, rest periods, and training status. Journal of Strength and Conditioning Research 27 (2013), 3, S. 854–859.

Übungsverzeichnis

Zum Autor

Tobias Kuhn hat Fitnessökonomie an der Deutschen Hochschule für Prävention und Gesundheitsmanagement studiert und verfügt über eine langjährige Erfahrung als Personal Trainer. Neben der individuellen Betreuung von Trainingsanfänger bis Leistungssportlern arbeitet er im Bereich des betrieblichen Gesundheitsmanagement.

Nähere Informationen unter www.kuhn-tobias.de.

Hinweis:

Das vorliegende Buch wurde sorgfältig und nach Erkenntnissen der Wissenschaft erarbeitet. Dennoch erfolgen alle Angaben ohne Gewähr. Für eventuelle Nachteile oder Schäden, die aus den im Buch gegebenen praktischen Hinweisen oder den Übungen resultieren, übernimmt der Autor keine Haftung.

Impressum:
Verlag C.H. Beck im Internet: www.beck.de
ISBN: 978-3-406-72555-5

Wilhelmstr. 9, 80801 München
Satz: Fotosatz Buck, 84036 Kumhausen
Druck und Bindung: Beltz Bad Langensalza GmbH
Am Fliegerhorst 8, 99947 Bad Langensalza
Umschlaggestaltung: Ralph Zimmermann – Bureau Parapluie
Umschlagbild: © AndrewTovstyzhenko depositphotos.com
Autorenfotos S. 36: Sebastian Eiseman
Grafiken: Jérome Berg
Gedruckt auf säurefreiem, alterungsbeständigem Papier
(hergestellt aus chlorfrei gebleichtem Zellstoff)